Am liebsten ginge ich nicht mehr aus dem Haus

campus concret
Band 2

Kenneth Hambly arbeitet als Allgemeinarzt in Schottland. Er hat sich auf die Behandlung von Angstkrankheiten spezialisiert und schreibt regelmäßig in der *Sunday Mail.*

Das Vorwort zur deutschen Ausgabe schrieb Gabriele Fünfstück, Diplom-Psychologin bei der auf Angststörungen spezialisierten Christoph-Dornier-Stiftung für Klinische Psychologie in Münster.

Judith Fontaine arbeitet in der Zeitschriftenredaktion der Münchner Angst-Selbsthilfe e.V. (MASH). Sie hat für dieses Buch ein Nachwort geschrieben.

Der Adressenteil wurde von Diplom-Psychologin Beate Arndt zusammengestellt.

Kenneth Hambly

Am liebsten ginge ich nicht mehr aus dem Haus

Agoraphobie und Panikattacken überwinden

Aus dem Englischen von Marion Möhle

Campus Verlag
Frankfurt/New York

Die Originalausgabe »Coping Successfully with Agoraphobia« erschien 1992 bei Sheldon Press, London

Die Deutsche Bibliothek – CIP-Einheitsaufnahme

Hambly, Kenneth:
Am liebsten ginge ich nicht mehr aus dem Haus : Agoraphobie und Panikattacken überwinden / Kenneth Hambly. Aus dem Engl. von Marion Möhle. – Frankfurt/Main ; New York : Campus Verlag, 1996
Einheitssacht.: Coping successfully with agoraphobia <dt.>
ISBN 3-593-35463-2

Umschlaggestaltung: Guido Klütsch, Köln
Umschlagmotiv: © The Image Bank
Satz: Fotosatz L. Huhn, Maintal-Bischofsheim
Druck und Bindung: Friedrich Pustet, Regensburg
Gedruckt auf säurefreiem und chlorfrei gebleichtem Papier.
Printed in Germany

Inhalt

Vorwort zur deutschen Ausgabe

Wie die Ergebnisse verschiedener groß angelegter Studien in den USA und einigen europäischen Nationen zeigen, stellen Angststörungen mit einer Verbreitung von ca. 6-10 % die häufigste Form psychischer Erkrankungen in der Allgemeinbevölkerung dar. Unter ihnen nehmen Agoraphobien einen besonderen Stellenwert ein: Dies betrifft zum einen ihre Häufigkeit – 60 % aller Patienten, die wegen Ängsten eine Behandlung aufsuchen, leiden an einer Agoraphobie –; zum anderen ist gerade diese Form der Angststörungen mit meist gravierenden Einschränkungen des alltäglichen Lebens verbunden.

Nach dem DSM III-R (Diagnostisches und Statistisches Manual Psychischer Störungen), einem in Forschung und Praxis gebräuchlichen Klassifikationsschema für psychische Störungen, sind Agoraphobien eine Untergruppe der Angststörungen. Wesentliche diagnostische Kriterien der Agoraphobien sind gemäß dem DSM III-R die Angst vor bestimmten – meist öffentlichen – Orten oder Situationen, bei denen eine Flucht nur schwer möglich oder peinlich wäre. Von den Betroffenen wird befürchtet, in diesen Situationen plötzlich einen Panikanfall zu erleiden bzw. hilflos machende oder peinliche Symptome wie z.B. Schwindel, Verlust der Blasen- oder Darmkontrolle, Erbrechen oder Unwirklichkeitsgefühle zu erleben. Für eine Agoraphobie typische Angstsituationen sind: alleine außerhalb des eigenen Hauses zu sein, sich in einer Menschenmenge zu befinden oder in einer Schlange zu stehen, sich auf einer Brücke zu befinden oder Bus, Zug oder Auto zu fahren.

Als Folge der Agoraphobie sind die Betroffenen oft erheblich in ihrem alltäglichen Leben eingeschränkt bzw. auf Begleitung angewiesen; oder sie können die betreffenden Situationen nur noch unter intensiver Angst durchstehen.

Die überwiegende Mehrzahl der Agoraphobie in der klinischen Praxis leidet auch unter Panikattacken, und nach retrospektiven Angaben beginnt die Störung in mindestens 80 % aller Fälle mit einem plötzlichen Angstanfall.

Über die Belastungen durch die Symptome hinaus leiden von einer Agoraphobie Betroffene vielfach unter dem Eindruck, mit ihrem Problem allein dazustehen. Eine typische Erfahrung von Agoraphobikern ist, daß sie sich, beunruhigt durch ihre Symptome, medizinischen Untersuchungen unterziehen, die keine auffälligen Befunde erbringen. Da sie somit keine plausible Erklärung für ihre Symptome haben, liegt die Befürchtung nahe, an einer schweren, bisher noch unerkannten Krankheit zu leiden oder in Gefahr zu sein, den Verstand zu verlieren.

Vielfach stoßen Personen, die an einer Agoraphobie leiden, bei ihren Partnern, Angehörigen und Freunden auf Unverständnis, da diese oft nicht nachvollziehen können, warum die Betroffenen Situationen fürchten und vermeiden, die offensichtlich keine reale Gefahr darstellen. Erfahrungen dieser Art machen es für die Betroffenen schwer, sich ihre Ängste einzugestehen und gezielt Hilfe zu suchen.

In den letzten Jahren wurde kaum eine andere Form psychischer Erkrankungen so eingehend erforscht wie die Angststörungen, über deren Entstehung und Behandlung heute ein umfangreiches Wissen besteht.

Die überwiegende Zahl der Therapiestudien zu dieser Störungsgruppe stammt aus dem Bereich der Verhaltenstherapie. Eine grundlegende Annahme bei diesen Studien ist, daß phobische Ängste gelernte Reaktionen sind, die auch wieder verlernt werden können. Basierend auf der Beobachtung, daß Angst und Entspannung unvereinbare physiologische Zustände sind, wurden auch Entspannungsverfahren zur Angstbewältigung eingesetzt.

Ein wesentlicher Therapiebestandteil in nahezu allen Therapiestudien ist die (gedankliche oder reale) Konfrontation mit den Angst auslösenden Situationen, die jeweils so lange fortgeführt wird, bis der Höhepunkt der Angst überschritten ist und eine Entspannung eintritt. In neueren Studien zur Konfrontationstherapie bei Agoraphobien konnten Erfolgsquoten von ca. 70-80 % nachgewiesen werden.

Es konnte gezeigt werden, daß mit gesteigerter Konfrontation, einem Intensivverfahren, das mehrere Stunden Therapie täglich vorsieht, innerhalb kürzester Zeit dauerhafte Therapieerfolge auch bei langjähriger Chronifizierung der Ängste erzielt werden können. Voraussetzung für diese Therapieform ist allerdings eine sorgfältige Diagnostik, eine vorausgehende medizinische Abklärung der körperlichen und psychischen Belastbarkeit des Patienten und die Durchführung der Therapie durch qualifizierte Therapeuten, die für dieses Verfahren besonders geschult sind.

Das vorliegende Buch bietet bewährte und als wirksam erwiesene Methoden an, die besonders zur Selbsthilfe geeignet sind. Es wendet sich in Form eines Ratgebers persönlich an die Betroffenen. Durch Informationen über Zusammenhänge zwischen Angstsymptomen und physiologischen Vorgängen (speziell der Adrenalinausschüttung) und die Anleitung zum Führen eines Angsttagebuchs wird dem Betroffenen ein besseres Verständnis der Ängste und ihrer Bedingungen ermöglicht und damit eine gute Basis zur Selbsthilfe geschaffen. Der Autor führt den Leser in die Methode der Muskelentspannung und in die allmähliche Konfrontation mit den Angst auslösenden Situationen ein und zeigt damit praktikable Wege zur Angstbewältigung auf. Die vorgeschlagenen Methoden werden durch eine Fülle von Falldarstellungen und Beispielen veranschaulicht; darüber hinaus enthält das Buch zahlreiche Hinweise für den Umgang mit Fehlschlägen und Problemen bei der Umsetzung der Verhaltensanleitungen. Der Autor zeichnet ein realistisches Bild sowohl von den Mühen, die mit der Durchführung der Übungen verbunden sind, als auch von dem Zuwachs an Selbstvertrauen und Lebensfreude, der durch die konsequente und regelmäßige Anwendung der Methoden zur Angstbewältigung erzielt werden kann. Dabei ermutigt er die Betroffenen, sich jegliche Unterstützung zunutze zu machen – sei es durch Freunde, Selbsthilfegruppen oder professionelle Hilfe. Für letztere wird auf entsprechende Adressen verwiesen.

Möge dieser Ratgeber dazu beitragen, den Betroffenen zu helfen, ihren Aktivitätsspielraum immer mehr zu erweitern und eine stetige Verbesserung ihrer Lebensqualität zu erfahren.

Dipl.-Psych. Gabriele Fünfstück
Christoph-Dornier-Stiftung für Klinische Psychologie

Einleitung

Der Begriff »Agoraphobie« kommt aus dem Griechischen und bedeutet, grob gesagt, soviel wie»Angst vor offenen und weiten Plätzen«. Heutzutage verstehen wir darunter ganz allgemein die Angst vor Supermärkten, belebten Straßen, Bahnhöfen und anderen Orten, wo sich viele Menschen aufhalten. Agoraphobie ist eine weit verbreitete Störung. Diejenigen, die damit zu kämpfen haben, sehen in ihr ein ebenso verwirrendes wie beunruhigendes Problem, das ihr Leben empfindlich einschränkt und sie bis zur völligen Verzweiflung treiben kann. Für die Betroffenen scheint es sich um ein Phänomen zu handeln, das jeglicher Logik entbehrt.

Es verhält sich aber nicht ganz so, wie es zunächst den Anschein hat. Agoraphobie hat einen logischen Kern, und genau den gilt es zu verstehen. Denn dann gibt es auch eine Möglichkeit, aus der Angst herauszukommen. Das ist natürlich ein hartes Stück Arbeit, aber wenn Sie sich die Mühe machen und diesen Weg beschreiten wollen, können Sie wieder ein völlig normales Leben führen. Wenn Sie bedenken, wie sehr Sie unter Ihrer Agoraphobie leiden, wird der Lohn für Ihre Anstrengung sehr groß sein.

Sie haben unter Umständen Schwierigkeiten damit, sich unter Menschen zu mischen, sich im Supermarkt oder einfach auf der Straße aufzuhalten, und Sie glauben vielleicht, daß Sie nie wieder ohne dieses unangenehme Gefühl der Angst werden leben können. Aber Sie können es schaffen. Dieses Buch will erklären, was Agoraphobie ist und wo ihre Ursachen liegen, was mit Ihnen passiert, wenn Sie Angst haben, und, was am wichtigsten ist, was Sie tun können, um mit Ihrem Problem fertig zu werden.

Es ist zunächst gleichgültig, wie ernst Ihre Agoraphobie ist oder wie lange Sie schon unter ihr leiden. Wichtig ist für Sie, daß es immer einen Weg aus Ihrer Agoraphobie gibt. Der erste Schritt auf dem Weg aus der Angst besteht darin, daß Sie dieses Buch lesen. Es zeigt Ihnen klar einige Möglichkeiten auf, mit Ihrem Problem umzugehen und den richtigen Kurs auf dem Weg in ein neues Leben einzuschlagen.

1. Angstzustände und Panikgefühle

Stellen Sie sich vor, Sie stehen mitten in einem Supermarkt. Es ist ziemlich voll, und an allen Kassen haben sich lange Schlangen gebildet. Die Menschen um Sie herum sind hektisch und rempeln Sie ab und zu an. Sie sind alleine unterwegs. Jetzt stehen Sie in einer langen Schlange mit vielen Menschen vor einer Kasse, die alle geduldig darauf warten, bezahlen zu können. Sie können Ihren Einkaufswagen nicht einfach stehenlassen, es führt kein Weg daran vorbei: Sie müssen in dieser Schlange stehenbleiben. Versuchen Sie sich so deutlich wie möglich vorzustellen, wie Sie dort eingezwängt in der Schlange stehen. Wie fühlen Sie sich? Wie reagiert ihr Körper?

Wenn Sie sich jetzt unwohl fühlen, vielleicht leicht schwitzen, deutlich Ihr Herz schlagen fühlen und Ihre Muskeln angespannt sind, wissen Sie, was Agoraphobie ist. Ihre Vorstellungskraft ist ein machtvolles Instrument. Für manche Menschen ist die bloße Vorstellung bedrohlicher Situationen so überwältigend, daß sie ängstlich werden und aufsteigende Panik spüren. Es kann aber durchaus noch ernster sein. Möglicherweise wachen Sie morgens gelegentlich mit einem unguten Gefühl auf, ohne zu wissen, warum. Es scheint, als wüßte Ihr Körper, daß Sie zum Einkaufen in den Supermarkt müssen, bevor Sie bewußt daran denken.

Auch wenn sich beim bloßen Gedanken an solche Situationen bei Ihnen kein Unwohlsein einstellt, so sind Ihnen solche unangenehmen Gefühle sicherlich vertraut, wenn Sie sich an Ihren letzten Einkauf, Bankbesuch oder auch nur an einen Spaziergang auf der Straße erinnern. Möglicherweise haben Sie diese

Dinge in den letzten Jahren vermieden oder nur unter größter Anstrengung erledigt. Vielleicht haben Sie sich wegen dieses Problems geschämt und alles daran gesetzt, daß niemand davon erfährt. Trotz all dieser Anstrengungen sind Sie Ihre Agoraphobie nicht losgeworden, unter Umständen ist sie sogar schlimmer geworden. Ich will Ihnen im folgenden den typischen Fall einer Frau vorstellen, die unter Agoraphobie leidet.

Ich bin ein praktischer Arzt mit Interesse an psychologischen Problemen, daher kommen viele Menschen mit Schwierigkeiten dieser Art zu mir in die Praxis. Julia, eine junge, verheiratete Frau Anfang Dreißig mit zwei Kindern, hatte solche Schwierigkeiten. Es dauerte eine Weile, bis sie den Mut fand, professionelle Hilfe aufzusuchen. Als sie dann aber mit ihrem Mann Thomas in meiner Praxis saß, brauchte sie nur wenig Ermunterung, um über ihre Probleme zu sprechen. Sie berichtete folgendes:

Ich war niemals ein nervöser Mensch, aber vor ungefähr drei Jahren fing ich an, mich von Zeit zu Zeit nervös und unruhig zu fühlen. Außerhalb des Hauses wurde es schlimmer, und schließlich fühlte ich mich bereits unwohl, wenn ich mir meinen Mantel anzog. Ich war zittrig und dem Weinen nahe, wenn ich die Kinder zum Kindergarten brachte, und fürchtete mich davor, auf dem Weg dorthin jemanden zu treffen. Eines Tages hatte ich im Supermarkt einen Schwindelanfall, ich mußte meinen Einkaufswagen stehenlassen und sofort hinausgehen. Ich hatte große Angst. Danach war ich nicht mehr in der Lage, alleine einkaufen zu gehen, Thomas mußte jedesmal mitgehen. Aber auch so war es für mich eine Qual, und ich ging irgendwann überhaupt nicht mehr einkaufen. Ich fühlte mich richtig krank bei dem bloßen Gedanken, das Haus zu verlassen, und es war auch gar nicht daran zu denken, daß ich es alleine schaffen könnte. Mit der Zeit wurde ich mehr und mehr von Thomas abhängig. Mittlerweile habe ich das Gefühl, daß mein Leben kaum noch lebenswert ist. Ich lebe in ständiger Angst, ich müßte aus dem Haus und irgendwohin gehen. Nach draußen zu gehen ist für mich ein Alptraum, und mir scheint, für mich gibt es keine Freude mehr im Leben.

Julia war am Ende ihrer Kräfte und fast völlig an ihre Wohnung gefesselt. Ihr Zustand verunsicherte sie und machte ihr Angst. Hinzu kam, daß sie sich schämte und es darum so lange wie möglich hinausgezögert hatte, professionelle Hilfe in Anspruch zu nehmen. Damit hatte sie auf einen Teil ihrer Lebensqualität verzichten müssen. Agoraphobie ist ein Problem vieler Menschen, und Julia hätte sich nicht wegen ihres Leidens zu schämen brauchen. Schon mit den einfachsten ersten Anregungen, die ich ihr gab, erschien Julia ihr Problem schon etwas weniger erdrückend. Tatsächlich war bereits das Sprechen über ihr Leiden sichtlich erleichternd.

Ihre Agoraphobie ist möglicherweise nicht so schlimm wie die von Julia, aber sie schränkt Sie dennoch beträchtlich ein. Vermutlich haben Sie Ihr alltägliches Leben ähnlich sorgfältig organisiert, um die Situationen zu vermeiden, die für Sie so unangenehm sind. Dies führt dazu, daß Ihr Leben weniger glücklich und erfüllend ist, als es sein könnte. Aber das muß nicht so bleiben. Sie können es ändern.

Warum fühlen Sie sich in manchen Situationen so schlecht?

Was passiert eigentlich mit Ihnen, wenn Sie sich an einen öffentlichen Ort begeben und Ihre Agoraphobie Ihnen zu schaffen macht? Die einfachste Antwort ist die, daß Sie Angst haben. Aber warum sollten Sie sich davor fürchten, an einen Ort zu gehen, wo andere Menschen sind? Was ist Ihnen widerfahren, daß Sie so empfinden? Sie wissen genau, daß sich der Boden unter Ihnen nicht öffnen und Sie verschlucken wird, also, wovor haben Sie eigentlich Angst?

Im Lexikon finden wir unter dem Stichwort »Phobie« die Definition: »eine irrationale Angst«, aber das trifft die Sache nicht. Sie sind kein irrationaler Mensch, warum sollten Sie also eine irrationale Angst empfinden?

Sie werden bereits versucht haben, genau zu bestimmen, wovor Sie eigentlich Angst haben, und herauszubekommen, warum Sie genau die Dinge nicht tun können, die für andere Menschen selbstverständlich sind. Was stimmt mit Ihnen nicht? Warum haben Sie diese Gefühle? Fragen dieser Art höre ich oft, so auch von einem Mann namens David.

David fragte sich, warum es ihm eigentlich so zu schaffen machte, an Orte zu gehen, wo andere Menschen sich aufhielten. Er war Sportfan, aber mittlerweile beschränkte sich sein Spaß am Sport auf Fernsehen. An den Besuch von Kneipen oder anderen öffentlichen Orten war überhaupt nicht mehr zu denken. Er fühlte sich unwohl und spürte eine aufsteigende Panik, sobald er sich auf großen Plätzen befand, und die Angst steigerte sich noch, wenn er sich in einer Menschenmenge befand. Diese Gefühle beunruhigten ihn sehr. Als er meine Praxis aufsuchte, bat ich ihn, mir möglichst genau die Symptome zu beschreiben, die er in den für ihn bedrohlichsten Situationen empfand. Nach kurzem Nachdenken beschrieb er sie wie folgt:

Ich fühle, wie es mir kalt den Rücken hinunterläuft, und gleichzeitig schwitze ich. Mein Oberkörper verspannt sich so, daß ich Schwierigkeiten habe, Luft zu bekommen. Deshalb fange ich an, schneller zu atmen. Außerdem beginne ich zu zittern, besonders an den Händen. Mein Herz klopft heftig, und in Magen und Darm fühlt es sich so an, als hätte ich Durchfall. Manchmal wird mir auch übel. Einmal ist mir ganz schwindlig geworden, und ich mußte mich an einer Mauer festhalten, um nicht umzukippen. Das war ein schreckliches Gefühl, das mir furchtbare Angst eingejagt hat. Ich dachte, ich würde sterben. Das passierte bei einem Fußballspiel, und seitdem bin ich zu keinem Spiel mehr gegangen.

Lassen Sie mich hier einige Fragen stellen. Waren die Symptome, die David hier beschrieben hat, real, oder hat er sie sich nur eingebildet? Hat er sie sich also nur vorgestellt? Was glauben Sie? Die Antwort hierauf ist denkbar einfach: Jedes der Symptome, die David beschrieben hat, war sehr real, genauso real wie der Schmerz bei einem Beinbruch. David hat sich an Orten, wo andere Menschen waren, tatsächlich schlecht gefühlt, und die Symptome, die dabei aufgetreten sind, waren echt und erschreckend. Wovor hat sich David nun aber an solchen Orten gefürchtet? Diese Furcht war in Wirklichkeit eine Furcht vor den sehr realen und erschreckenden Symptomen, und das ist auch verständlich. Die Symptome, die bei einem Menschen mit Agoraphobie auftauchen, sind so unangenehm, daß nur ein Dummkopf nicht versuchen würde, die Situationen zu vermeiden, die solche Symptome auslösen.

Wir müssen hier also einen Unterschied machen zwischen der Angst, die ein Mensch mit einer Agoraphobie empfindet, und den körperlichen Symptomen, die diese Angst überhaupt erst erzeugen. Wahrscheinlich denken Sie, daß hier das Pferd von hinten aufgezäumt wird, weil Ihrer Meinung nach die Angst die körperlichen Symptome hervorruft. Dies ist aber nicht der Fall. Wir alle empfinden Angst in einer gefährlichen Situation, und diese Angst löst all die Symptome aus, die eine Person mit Agoraphobie an sich wahrnimmt. Nur verhält es sich so, daß bei Agoraphobikerinnen diese Symptome auch an Orten auftauchen, die eigentlich nicht furchterregend sind – Orte, an denen sich derjenige oder diejenige vorher wohl und entspannt gefühlt hat.

Wenn Sie eine Agoraphobie haben, entwickelt Ihr Körper in spezifischen Situationen bestimmte Symptome, und diese unangenehmen körperlichen Empfindungen, die ganz real sind, entziehen sich Ihrer Kontrolle. Es scheint so, als könnten Sie nichts dagegen tun, und deswegen ist es auch nicht überraschend, daß Sie so beunruhigt darüber sind.

Angst

Wenn Agoraphobie nur das gemeinsame Auftreten unangenehmer körperlicher Symptome in bestimmten Situationen ist, kann dann die Angst selbst völlig unberücksichtigt bleiben? Gibt es irgendeine Angst, die mit Agoraphobie zusammenhängt, und wenn dem so ist, ist es vielleicht nur die Angst, daß Ihnen diese Symptome ernsthaft schaden könnten? Vermutlich hängt es teilweise damit zusammen. Manche Menschen, die unter Agoraphobie leiden, sagen, daß sie während einer Panikattacke glauben, sterben zu müssen. Es ist daher kaum verwunderlich, daß sie Angst empfinden. Ganz tief im Innern wissen diese Menschen allerdings, daß ihre Symptome vorübergehen und daß es ihnen wieder gut gehen wird, wenn sie erst in der Sicherheit ihrer eigenen vier Wände sind. Was ist also diese Angst genau? Darüber habe ich mit einem anderen Betroffenen gesprochen, nennen wir ihn Karl.

Karl ging immer zu Fuß zu seiner Arbeitsstelle. Als er eines Tages die Hauptstraße entlangging, begann er plötzlich zu zittern. Er konnte seine Hand nicht mehr ruhighalten und fühlte sich schwindlig und ängstlich. Ich fragte ihn, was es *genau* war, das ihn ängstlich werden ließ. Er sollte mir möglichst detailliert berichten, welche Gedanken ihm durch den Kopf gingen. Hier ist sein Bericht:

Schon beim Aufwachen geht es mir nicht gut, und es wird schlimmer, wenn ich aufstehe und frühstücke. Wenn es dann Zeit ist, aus dem Haus zu gehen, habe ich schreckliche Angst. Beim Losgehen befürchte ich, daß meine Beine ihren Dienst versagen oder daß ich nicht in der Lage sein könnte, die Straße zu überqueren, oder daß ich hinfallen würde. Ich denke dann, daß jemand sehen könnte, wie ich zittere, und vermuten könnte, ich sei krank oder, schlimmer noch, betrunken. Wenn ich weitergehe, glaube ich, gleich zusammenzubrechen und weinen zu müssen und damit in der Öffentlichkeit Aufsehen zu erregen. Wenn es mir sehr schlecht geht, befürchte ich, daß ich gleich laut losschreien oder irgend etwas Unsinniges sagen könnte, womit ich mich lächerlich machen würde. Ich bin immer sehr erleichtert, wenn ich an meiner Arbeitsstelle ankomme. Das einzige Problem ist dann nur, daß ich genau weiß, daß ich am Abend wieder nach Hause gehen muß.

Hier wird deutlich, daß es genauso viele verschiedene Arten der Angst gibt, wie es körperliche Symptome gibt, an denen Menschen mit einer Agoraphobie leiden. Aber ist diese Angst »irrational«, wie das Wörterbuch es nahezulegen scheint? Nun, wenn die Symptome real sind, wie es weiter oben deutlich wurde, dann sind auch die Ängste real. Karl fürchtete sich davor, die Straße zu überqueren, aber schließlich hatte er ja bereits angespannte Beinmuskeln, und sein Nacken fühlte sich steif an. Verspannte Muskulatur bewirkt ein Zittern in den entsprechenden Körperpartien, es findet sich also eine einfache Erklärung für Karls Zittern. Und dies gilt für alle Symptome. Ist dann seine Angst davor real oder nur eingebildet? Alle seine Ängste sind, wie wir sehen werden, sehr rationale Ängste, die durch sehr reale Symptome ausgelöst werden.

Agoraphobie ist ein körperlicher Zustand

Wenn Agoraphobie eine Krankheit wie Diabetes oder Asthma wäre, würden wir sicher offener damit umgehen. Normalerweise machen Menschen aus ihren körperlichen Beschwerden kein Geheimnis, es sei denn, ihr Problem hat etwas mit der Psyche zu tun. Es hat fast den Anschein, als glaubte man, die Betroffenen könnten über ihre Krankheit selbst entscheiden, und es stünde in ihrer Wahl, unter Agoraphobie zu leiden oder nicht. Wenn Sie unter Agoraphobie leiden, wissen Sie es allerdings besser. Sie werden bereits alles probiert haben, um ein normales, glückliches und entspanntes Leben zu führen – aber es klappt einfach nicht. Mit anderen Worten, viele Menschen schämen sich wegen ihrer Agoraphobie und erzählen niemandem etwas von ihrem Problem, nicht einmal denen, die ihnen vielleicht helfen könnten. Sie versuchen, trotz großer Schwierigkeiten selbst damit fertig zu werden. Oder sie haben vielleicht Unterstützung bei Freunden und Freundinnen gesucht, möglicherweise sogar professionelle Hilfe bei ihrem Hausarzt, und mußten feststellen, daß ihnen dies nicht wirklich geholfen hat. Möglicherweise bekamen sie von der Person, die ihnen helfen sollte, zu hören, daß ihr Problem »keine richtige Krankheit«, sondern psychisch bedingt und damit in gewisser Weise ihr eigener Fehler sei. Wenn Sie diese Erfahrung machen mußten, wissen Sie sehr genau, wie schmerzhaft das sein kann. Agoraphobie kann ein furchtbar einsamer Zustand sein, in dem sich die Betroffenen von allen anderen Menschen abgeschnitten fühlen, sogar von denen, die sie lieben und denen sie vertrauen.

Dafür kann es viele Gründe geben, am wahrscheinlichsten aber ist, daß die Person, von der Sie sich Hilfe erhofft haben, Ihren Zustand nicht wirklich versteht und nicht weiß, wie sie darauf reagieren soll. Oder Sie werden von dieser Person zwar verstanden, weil sie unter Umständen selbst Situationen kennt, in denen sie Angst hat, aber sie fühlt sich durch das Eingeständnis Ihrer Agoraphobie bedroht. Sie will einfach nichts davon wissen, weil dadurch eigene Unsicherheiten zutage treten könnten. Es gibt kein größeres Hindernis als mangelndes Wissen oder latente Vorurteile, wenn man anderen helfen und sie verstehen will.

Es ist recht einfach zu sehen, woher dieser Mangel an Verständnis rührt. Viele Menschen, die unter Agoraphobie leiden, verstehen sich selbst nicht. Ihr Zustand ist für sie eine undurchsichtige Anhäufung aus Wahrnehmungen und Ängsten ohne jede Logik, so unerklärlich und furchteinflößend, daß man diesen Zustand am liebsten verstecken und vor ihm davonlaufen würde. Deshalb ist es so wichtig zu verstehen, daß es für Agoraphobie sehr wohl eine logische Erklärung gibt. Sie kann sogar als eine körperliche Krankheit charakterisiert werden, die genauso real und greifbar ist wie Diabetes oder Asthma.

In einigen Ländern wird unter Agoraphobie ein medizinisches Beschwerdebild verstanden, das mit Begriffen wie »Hyperadrenalin-Anämie« oder »primäres Hyperventilations-Syndrom« beschrieben wird. Oder aber sie wird als ein »psychophysiologischer« Zustand begriffen, ein herrlich kompliziertes Wort, das nichts anderes bedeutet, als daß es sowohl eine psychische als auch eine körperliche Komponente gibt. Wenn weiter unten im Detail beschrieben wird, wie Ihre Symptome zustandekommen, werden diese eben genannten Begriffe einen Sinn bekommen, aber hier reicht es aus, festzustellen, daß Agoraphobie gleichermaßen eine körperliche als auch eine psychische Seite hat. Wenn

Sie sich das klarmachen, wird es für Sie möglicherweise schon etwas leichter, damit zu leben.

Phobien

Agora*phobie* ist eine Phobie unter vielen anderen. Es gibt Menschen, die eine Spinnenphobie oder eine Phobie vor Flugreisen oder Autobahnfahrten haben. Alle Phobien gleichen sich in bestimmten Punkten. So funktionieren sie nach dem gleichen Auslösemechanismus und laufen dann auch sehr ähnlich ab. Es handelt sich bei allen Phobien um einen Zustand, in dem ein Gedanke, ein Objekt, ein Tier oder aber eine bestimmte Situation reale körperliche Symptome hervorrufen, die sehr schwerwiegend und bedrohlich für die Betroffenen sind. Die Situation oder das Objekt ist an sich nicht gefährlich, aber es wird als gefährlich wahrgenommen, und das Nervensystem bewirkt automatisch eine Reaktion, die bei einer tatsächlichen Gefahr angemessen wäre, nicht aber beim Aufenthalt in einem Supermarkt oder bei einer Autobahnfahrt.

Verschiedene Phobien können sich gegenseitig überlagern. So ist die Klaustrophobie allgemein bekannt als die Angst davor, an einem engen Ort eingesperrt zu sein. Menschen, die unter Agoraphobie leiden, können sich aber in der Schlange vor der Kasse im Supermarkt oder in einem Stau auf der Autobahn genauso gefangen fühlen. Die Panik, die sie in sich aufsteigen fühlen, ist in ihrem Kopf und in ihrem Körper, und davor können sie nicht fliehen. Dies mag jetzt für Sie erschreckend klingen.

Also....?

Es gibt aber keinen Grund zu erschrecken. Ich hoffe, daß Sie bereits jetzt über Ihre Agoraphobie etwas anders denken und sie als einen körperlichen Zustand ansehen, den man auch entsprechend behandeln kann. Von diesem Punkt aus können wir fortfahren, an Ihrem Problem zu arbeiten. Stellen Sie Ihre Frage, warum gerade Sie unter Agoraphobie leiden müssen, ein wenig zurück und auch die Sorge, was andere Leute darüber denken könnten – wichtig ist im Moment nur, daß Sie wissen: Es ist im Prinzip alles in Ordnung mit Ihnen. Sie leiden lediglich an Agoraphobie und können diese Angstgefühle in den Griff bekommen. Sie sind auch nicht anders als Ihre Mitmenschen, und Sie sind mit Sicherheit nicht gefährdet, verrückt zu werden. Nichts an Ihnen ist seltsam oder anders, und Sie haben nichts zu verstecken. Wenn eine Person, die bisher wenig Verständnis für Ihre Probleme hatte, plötzlich unter den gleichen Symptomen leiden würde, die Sie empfinden, würde sie vermutlich zutiefst erschrecken und denken, sie wäre so ernsthaft erkrankt, daß sie sofort ein Krankenhaus aufsuchen müßte. Höchstwahrscheinlich gehen Sie mit Ihrem doch gravierenden Problem sehr couragiert um, und darauf sollten Sie eigentlich stolz sein.

Sie müssen Vertrauen in sich selbst haben und fest daran glauben, daß Sie aus Ihrer Agoraphobie herauskommen. In dem Moment, wo Sie die ersten Erfolge beim Umgang mit Ihrer Agoraphobie erleben, werden Sie merken, wie Ihr Selbstvertrauen wächst. Indem Sie an Ihrem Problem arbeiten, werden Sie sich selbst beweisen, daß Sie es schaffen können. Dafür brauchen Sie nicht erst mein Versprechen, Sie können es selbst unter Beweis stellen. Ich rate Ihnen dringend, dieses Buch nicht nur zu lesen, sondern sich auch die Zeit zu nehmen, die Übungen und Aufgaben in Angriff zu nehmen, die in den folgenden Kapiteln beschrieben werden – und das sollten Sie wirklich ernsthaft und regelmäßig tun. Machen Sie sich dabei immer klar, daß es Ihnen Schritt für Schritt bessergehen wird. Die Anstrengung wird sich auf jeden Fall lohnen, und die Früchte, die Sie ernten werden, versprechen nicht mehr und nicht weniger als ein normales Leben. Und dies ist die Mühe wert.

Die wichtigsten Punkte

- Die unangenehmen Empfindungen, die Sie in bestimmten Situationen haben, sind real.
- Die Angst vor diesen Empfindungen ist sehr verständlich.
- Agoraphobie kann als ein rein körperliches Beschwerdebild verstanden werden.
- Sie können mit Ihrer Agoraphobie fertig werden, wenn Sie es richtig anpacken.

2.
Agoraphobie und die körperlichen Symptome verstehen

Bevor Sie wirklich behaupten können zu verstehen, was Agoraphobie ist, müssen Sie noch etwas tiefer in die Materie eindringen. Sie müssen Ihre Agoraphobie gut verstehen, um Sie erfolgreich bewältigen zu können. Vielleicht denken Sie, daß die Agoraphobie bislang kaum erforscht ist und eigentlich niemand so richtig weiß, was es damit auf sich hat – aber hier täuschen Sie sich.

Ein Mann namens Bendikt beschrieb bereits 1870 einen Zustand, den er »Platzschwindel« nannte. Er war der Meinung, es handele sich hierbei um eine Augenkrankheit. 1871 führte Westphal viele der Symptome auf, die weiter oben bereits erwähnt wurden, wie etwa Herzklopfen, Erröten oder Zittern. Er beschrieb auch die Befürchtung, ungewollte Aufmerksamkeit auf sich zu ziehen, und die Angst zu sterben. Im gleichen Jahr stellte Cordes die Behauptung auf, daß mentale Bilder, also Gedanken und Ideen, körperliche Symptome hervorrufen könnten und daß es sich bei diesem Beschwerdebild nicht um eine rein körperliche Reaktion handele, wie man bis dahin gedacht hatte. Seitdem ist sehr viel über dieses Thema geschrieben worden.

Agoraphobie als Tabu

Experten und Expertinnen haben das Phänomen der Agoraphobie schon seit über hundert Jahren erforscht und viele Bücher darüber verfaßt. Warum scheint es dann aber so, als wären Sie die erste und einzige Person, die darunter leidet? Weshalb fühlen Sie sich so alleingelassen, wenn Sie doch tatsächlich unter einem bekannten und erforschten Zustand leiden? In einer Studie wurde festgestellt, daß etwa siebzehn von hundert Menschen in einem solchen Ausmaß unter Angstsymptomen leiden, daß es sie in ihrem alltäglichen Leben einschränkt. Dabei wird ein großer Teil dieser Symptome durch den Aufenthalt an öffentlichen Orten ausgelöst. Viele erfahrene Ärzte und Ärztinnen glauben, daß Angststörungen tatsächlich noch wesentlich häufiger vorkommen.

Die Tatsache, daß über Agoraphobie nicht gesprochen wird, sagt wesentlich mehr über die Gesellschaft aus, in der wir leben, als über die scheinbare Rätselhaftigkeit dieser Störung. Alles, was als psychische Krankheit verstanden wird, gilt immer noch als Stigma. Wir leben in einer Welt voller Superhelden, in der von uns erwartet wird, daß wir mit jeder Situation fertig werden. Da wird jede Behinderung oder Einschränkung sofort als ein Zeichen der Schwäche eingestuft. So können sich viele Menschen einfach nicht vorstellen, daß jemand unter Beschwerden leidet, die von außen nicht sichtbar sind und ein psychisches Element haben. Also reagiert unsere Gesellschaft im großen und ganzen mit Ignoranz und Ablehnung auf solche Angstzustände.

Viele Menschen können Agoraphobie einfach nicht verstehen und finden sie deshalb unheimlich. Dies gilt auch für manche, die selbst unter Agoraphobie leiden und unter Umständen schon Jahre ihres Lebens und viel Geld darauf verwendet haben, endlich medizinische Hilfe für ihr Problem zu finden. Um mit Ihrer Agoraphobie fertig zu werden, müssen Sie sie also zunächst verstehen, und Sie müssen akzeptieren, daß Sie zur Zeit darunter leiden. Wenn Sie nicht wirklich daran glauben, daß es Agoraphobie gibt, oder nicht akzeptieren können, daß Sie darunter leiden, haben Sie keine Möglichkeit, wirklich davon befreit zu werden. Anders gesagt: Wenn Sie denken, daß es eine Viruskrankheit sei, die Ihre Symptome hervorruft, werden Sie große Schwierigkeiten damit haben, an Ihren Beschwerden zu arbeiten, weil Sie nicht von etwas geheilt werden können, das Sie gar nicht haben. Was sind also die typischen Merkmale der Agoraphobie?

Die typischen Merkmale der Agoraphobie

Woher wissen Sie, daß Sie eine Agoraphobie haben? Das mag auf der Hand liegen – wenn Sie nicht glauben würden, daß Sie eine Agoraphobie hätten, dann würden Sie dieses Buch nicht lesen. Natürlich wissen wir alle, daß jemand mit einer Agoraphobie sich vor großen Plätzen fürchtet, oder, wie wir jetzt besser sagen sollten, bei dem oder bei der unangenehme Symptome auf großen Plätzen auftreten. Das ist eine veraltete Definition. Ist ein Supermarkt ein großer Platz? Oder ein Aufzug? Leidet eine Person, bei der die Angstsymptome in einem Aufzug auftreten, eher unter Klaustrophobie als unter Agoraphobie? Bringt diese Unterscheidung überhaupt etwas?

Die Definition von Agoraphobie ist heute umfassender und beinhaltet alle Erfahrungen, die eine Person außerhalb ihres gewohnten Zuhauses machen kann. Dies kann ein großer, offener Platz sein, der Gipfel eines Berges, oder es kann sich um die Schlange an der Supermarktkasse handeln, und auch ein volles Theater ist denkbar. Hieran wird deutlich, daß Agoraphobie zwar einerseits immer noch den großen Platz meint, andererseits jedoch auch ein Element des Eingesperrtseins beinhaltet. Es ist unmöglich, aus der Warteschlange herauszukommen oder den Bus, die Bank auf der Stelle zu verlassen. Mit einem Wort, der oder die Betroffene hat es *nicht unter Kontrolle*, und dies macht das Problem aus.

Ganz typisch für die Agoraphobie ist, daß die Symptome um so schlimmer werden, je weiter man sich von einem sicheren Ort wie zum Beispiel der eigenen Wohnung entfernt. Dagegen schwächen sich die Symptome ab, wenn eine vertraute Person dabei ist, manchmal reicht es sogar, wenn man einen Stock oder einen Regenschirm dabei hat, an dem man sich festhalten kann. Auch die Begleitung eines Kindes oder eines Hundes kann helfen, und viele finden es leichter, ihr Kind in die Schule zu bringen, als dann den Weg zurück allein gehen zu müssen.

Die Agoraphobie wird durch Streß, der generell ein ganz wichtiger Begleitfaktor ist, noch verschlimmert. Ein anderer Name für Agoraphobie ist »phobische Ängstlichkeit«. Dies bedeutet, daß sehr oft ein Element des Vermeidens mit der Agoraphobie einhergeht, d.h., die betroffene Person versucht, die für sie schwierigen Situationen zu meiden.

Dann ist da noch das Problem der Angst. Ein Agoraphobiker oder eine Agoraphobikerin hat das Gefühl, keine Kontrolle mehr über seinen bzw. ihren Körper zu haben. Deshalb befürchtet er oder sie, aufzufallen, als »hemmungslos« zu erscheinen, d.h., etwas in der Öffentlichkeit zu sagen oder zu tun, was die Aufmerksamkeit der anderen auf sich zieht. Eine andere Angst ist die vor dem Sterben oder vor einer ernsthaften Erkrankung, häufig wird auch die Angst vor einem Schwächeanfall oder davor, hinzufallen, geäußert. Außerdem befürchten manche AgoraphobikerInnen, sich nicht mehr bewegen zu können, oder sie haben Angst, die Straße zu überqueren bzw. durch einen Raum zu gehen.

Ein weiteres typisches Problem ist die erwartete Angst, auch die »Angst vor der Angst« genannt. Sie wachen morgens schon mit einem unguten Gefühl auf, und dieses Gefühl wird immer schlimmer, je näher der Zeitpunkt rückt, an dem Sie das Haus verlassen müssen. Sehr häufig ist die Angst vor der Angst schlimmer als die Situation, vor der Sie Angst haben, und wenn Sie dann am Ziel sind, verschwindet die Angst. Wieviele dieser Probleme kommen Ihnen bekannt vor? Ich vermute, daß Sie viele der eben beschriebenen Ängste kennen, wenn Sie Agoraphobikerin sind. Lassen Sie mich das am Beispiel einer Frau namens Bettina erläutern, die tatsächlich Agoraphobikerin war.

Bettina war 22 Jahre alt, als ich sie das erste Mal traf. Sie war eine sympathische, intelligente und attraktive junge Frau, die kurz vor der Heirat stand. Es hatte den Anschein, als habe sie alles, um ein glückliches Leben zu führen – wäre da nicht dieses eine Problem gewesen. Ich forderte sie auf, mir von sich zu erzählen.

Daß bei mir etwas nicht stimmt, stellte ich zum ersten Mal fest, als ich im Theater war. Ich gehe oft ins Theater, aber an diesem Tag fühlte ich mich nicht besonders gut, bevor ich aus dem Haus ging. Mein Freund kam reichlich spät, aber da ich das Stück, das aufgeführt wurde, unbedingt sehen wollte, entschieden wir uns, trotz der Verspätung noch hinzugehen. Im Theater wurde es mir auf einmal sehr heiß, und ich fühlte mich ganz durcheinander, und dann glaubte ich plötzlich, daß alle Leute mich anstarrten. Ich hatte ein unwiderstehliches Bedürfnis, aufzustehen und zu gehen, aber ich blieb, vermutlich weil ich mir nicht zutraute, wirklich zum Ausgang zu gehen. Ganz plötzlich überkam mich eine Hitzewelle. Ich dachte, ich würde zusammenbrechen. Mein Herz klopfte wie verrückt. Es war schrecklich. Ich schaffte es irgendwie, bis zum Ende des Stückes durchzuhalten, und dann ging es mir ein bißchen besser. Ich wußte nicht, was ich sagen sollte. Es war eine furchtbare Erfahrung.

Ich fragte Bettina, wie sie sich normalerweise fühle und ob es noch irgendwelche anderen Probleme gäbe.

Ich war in der letzten Zeit sehr nervös. Dann starb meine Großmutter vor zwei Wochen, und ich mußte mich zusammenreißen. Ich hatte ein sehr enges Verhältnis zu ihr, und sie freute sich schon auf meine Hochzeit. Momentan habe ich sehr oft Panik-Gefühle und Angst, daß nochmals so eine Attacke auftreten könnte.

Bettinas Probleme sind ganz typisch für AgoraphobikerInnen. Zunächst sind es sehr häufig Frauen zwischen 18 und 35 Jahren, die an Agoraphobie leiden. Beim ersten Mal tritt die Agoraphobie häufig als unvorhergesehene Panikattacke auf, oft in einer von Streß, Trauer, Finanz- oder Eheproblemen gekennzeichneten Lebenssituation. Abgesehen von diesen aktuellen Lebensumständen kommt die Attacke aus heiterem Himmel und ist für die betroffene Person ein großer Schock.

Kommt Ihnen das bekannt vor?

Niemand hat alle geschilderten Symptome auf einmal, aber viele Menschen erleben zumindest einige der dargestellten Anzeichen für eine Agoraphobie. Der Beginn dieser Störung mag plötzlich und unvorhergesehen erscheinen, aber wenn Sie sorgfältig nachdenken, werden Sie womöglich auf weitere Angstprobleme stoßen, die schon einige Zeit, vielleicht sogar Jahre zurückliegen. Ihr alltäglicher Streß ist, wenn überhaupt vorhanden, oft nur minimal, vielleicht nehmen Sie ihn überhaupt nicht wahr. Sie müssen natürlich keine junge Frau sein, möglicherweise sind Sie ein älterer Mann und leiden dennoch an Agoraphobie, und auch Ihr Beschwerdebild kann von Tag zu Tag unterschiedlich sein.

Vielleicht sind Sie auch überrascht darüber, wie viele der oben beschriebenen Symptome Ihnen vertraut sind. Sie werden jetzt feststellen, daß Sie nicht alleine sind, sondern daß viele Leute unter diesem Problem leiden, und daß es bereits ein breites Wissen über Ihre Störung gibt. Daraus folgt, daß auch schon erprobte Methoden vorhanden sind, um mit einer Agoraphobie fertig zu werden. Sie verfügen über eine ganze Reihe von Möglichkeiten, mit Ihrer speziellen Form der Agoraphobie umzugehen, und diese Möglichkeiten werde ich Ihnen weiter unten zeigen. Zuvor müssen Sie aber noch einiges über die Dynamik dieser Störung erfahren. Was genau passiert mit Ihnen?

Die Adrenalin-Ausschüttung

Wir sollten nun genauer untersuchen, was etwa mit Bettina im Theater geschah. Zunächst haben wir ausführlich dargestellt, daß die erfahrenen Symptome nicht eingebildet, sondern real und vor allem sehr heftig sind. Die erschreckendste und heftigste körperliche Reaktion im Zusammenhang mit der Agoraphobie ist die Panikattacke, die auch »akuter Angst-Anfall« genannt werden kann. Deshalb wenden wir uns der Panikattacke zuerst zu und gehen auf die anderen Symptome und Probleme später ein.

Wenn Sie eine Agoraphobie haben und noch nie eine Panikattacke erlebt haben, werden Sie vielleicht auch nie eine durchmachen müssen. Solche Attacken sind aber so häufig, daß Sie darüber Bescheid wissen sollten. Wenn Sie bereits eine Panikattacke erlebt haben oder gar häufiger darunter leiden, wird Ihnen das Folgende vertraut sein.

Um richtig zu verstehen, was während dieser Attacken geschieht, müssen Sie über einige Ihrer Körperfunktionen Bescheid wissen. Das Gebiet, daß sich mit Körperfunktionen und -reaktionen befaßt, ist die Physiologie. Sie werden sich vielleicht daran erinnern, daß die Agoraphobie in Kapitel 1 als eine psychophysiologische Störung beschrieben wurde. Dies bedeutet nichts anderes, als daß es sich hierbei um eine Mischung aus psychischen und körperlichen Reaktionen handelt. Eine Panikattacke ist genau das – die psychische oder geistige Erwartung von Gefahr, auf die eine ernsthafte körperliche Reaktion folgt. Es handelt sich hierbei nur um die Übertreibung einer normalen Reaktion, und insofern ist sie für Sie nicht gefährlich. Das einzige, was Sie hier beschäftigen soll, sind die unangenehmen Empfindungen, die dadurch hervorgerufen werden.

Auf die Gründe für eine solche Panikattacke werden wir weiter unten zu sprechen kommen, doch zunächst wollen wir uns ansehen, was genau mit Ihnen geschieht, wenn Sie sich im Supermarkt, auf der Straße oder in einer Menschenmenge befinden. Was ist diese Panikattacke? Zunächst müssen Sie sich bewußt machen, daß die meisten Dinge, die in Ihrem Körper ablaufen, automatisch geschehen. Sie wissen nichts darüber, und Sie haben auch keinen Einfluß darauf. Der autonome Teil Ihres Nervensystems übernimmt das für Sie. So müssen Sie nicht selbst darauf achten, daß Ihre Augen richtig fokussieren. Es ist auch nicht Ihre Aufgabe sicherzustellen, daß eine Welle von Kontraktionen den Darminhalt von einem zum anderen Ende transportiert. Auch die Spannung Ihrer Muskeln müssen Sie nicht bewußt kontrollieren, wenn Sie aufstehen oder gehen. Alle diese Dinge werden automatisch von Ihrem autonomen Nervensystem gesteuert.

Ihr autonomes Nervensystem arbeitet sehr gut für Sie. Es hilft Ihnen ständig und überall. Wenn Sie über eine Straße gehen wollen, müssen Sie nicht erst die Geschwindigkeiten aller vorbeifahrenden Fahrzeuge und die Straßenbreite berechnen – Ihr autonomes Nervensystem übernimmt das für Sie, und Sie werden einfach wissen, wann Sie sicher die Straße überqueren können.

Wenn Sie die Straße zur Hälfte überquert haben und ein Auto mit überhöhter Geschwindigkeit auf Sie zukommt, wird Ihnen Ihr Körper Gefahr signalisieren und auf diese Gefahr reagieren, ohne daß Sie etwas bewußt dazu beisteuern müssen: Ihr Puls wird ansteigen, und zusätzlicher Blutzucker wird freigesetzt, so daß Sie schneller laufen oder höher springen können, als Sie es je für möglich gehalten hätten. Wenn Sie einer Gefahr gegenüberstehen, reagiert Ihr Körper. Man nennt dies »Fluchtreaktion«. Er stellt Kraftreserven zur Verfügung, um einen Feind zu bekämpfen, oder, was realistischer ist, um wegzurennen.

Dies hört sich alles gut an, was aber passiert, wenn Ihr Körper falsch reagiert? Was ist eigentlich los, wenn diese Fluchtreaktion bei Ihnen in Situationen auftritt, die nicht wirklich gefährlich sind und vor denen Sie nicht weglaufen können? Ich vermute, Sie haben sich die Antwort bereits überlegt – Sie haben eine Panikattacke. Was tatsächlich geschieht, ist, daß Ihr autonomes Nervensystem Ihre Umgebung falsch interpretiert und aus irgendeinem Grunde für gefährlich hält. Es schlägt Alarm – Fehlalarm, um genau zu sein. Gleichzeitig löst es den Notruf aus, das bedeutet in diesem Fall die Freisetzung einer Substanz namens Adrenalin in den Blutstrom. Alles, was Sie davon bewußt mitbekommen, ist dieses Hitzegefühl, der schnelle Puls, der Schweißausbruch, alles Reaktionen, die Sie gar nicht wahrnähmen, wenn Sie weglaufen würden. Es ist eine völlig normale Reaktion, die lediglich der Situation nicht angemessen ist.

Warum soll Ihr Körper in einer Gefahrensituation Adrenalin ausschütten? Weshalb entscheidet er sich für diesen spezifischen Mechanismus, um Ihren Körper zu alarmieren? Die Antwort ist: Um auf eine gefährliche Situation reagieren zu können, müssen viele Organe aktiviert werden. Die Muskeln werden durchblutet, der Blutzucker aus der Leber wird ausgeschüttet, und all dies kann nicht ausschließlich durch Nervenimpulse allein geschehen. Hier spielt das Adrenalin eine ganz wichtige Rolle, da es über das Blut sofort alle Teile und Funktionen Ihres Körpers erreichen kann. Sie sehen, es handelt sich um einen ausgeklügelten Mechanismus.

Adrenalin wird durch zwei kleine Drüsen ausgeschüttet, die

jeweils über den Nieren sitzen. Beide sind mit Nerven verbunden, und wenn sie durch diese Nerven stimuliert werden, setzen sie Adrenalin frei und rufen die eben beschriebenen Reaktionen hervor. Wenn dieses Adrenalin im Blut ist, fliehen Sie entweder vor einer echten Gefahr, oder aber Sie haben eine Panikattacke in besagter Schlange vor der Supermarktkasse. Was aber passiert, wenn über einen längeren Zeitraum immer wieder ein bißchen zuviel Adrenalin ausgeschüttet wird?

In diesem Fall treten die Symptome nicht wie bei einer Panikattacke plötzlich auf, sondern beginnen schleichend, was zwar weniger dramatisch, aber genauso unangenehm ist. So fühlen Sie sich etwa irgendwo in der Öffentlichkeit plötzlich unwohl, ohne zu wissen, warum. Dieses Unwohlsein tritt auf, weil zuviel Adrenalin in Ihrem Blutstrom zirkuliert, das diese Symptome erzeugt. Sie sehen, es ist alles sehr klar und logisch. Es gibt kein Geheimnis um die Adrenalinausschüttung, es handelt sich um eine ganz einfache physiologische Reaktion, die jeder und jede kennt. In Ihrem Fall ist sie unglücklicherweise etwas außer Kontrolle geraten.

An dieser Stelle müssen wir noch einen anderen Mechanismus erwähnen, der einige der Symptome auslösen kann, die Sie in der Öffentlichkeit an sich wahrnehmen: das schnelle Atmen, auch Hyperventilation genannt. Dabei müssen Sie nicht einmal offensichtlich nach Luft schnappen oder keuchen; vielleicht atmen Sie einfach nur ein bißchen zu tief, ohne daß es Ihnen bewußt ist. Wenn Sie hyperventilieren, atmen Sie zu viel Kohlendioxid aus, und dies verändert die chemische Zusammensetzung Ihres Blutes, was wiederum bestimmte Symptome erzeugt. Meist handelt es sich um Muskelspannungen, und möglicherweise fühlen Sie sich auch schwindlig und krank.

Auch das ist wiederum eine ganz normale Reaktion und keine Krankheit. Mit Ihrem Körper ist alles in Ordnung. Jeder oder jede, der oder die hyperventiliert, hat die gleichen Empfindungen. Genauso verhält es sich mit einer Situation, die als Streß erlebt wird. Jeder Mensch schüttet dann Adrenalin aus und fühlt das gleiche wie Sie. Es läuft also nichts falsch mit Ihren körperlichen Reaktionen. Sie erleben dieselben Dinge, die jeder Mensch erleben kann, nur sind die auslösenden Situationen ungewöhnlich und die Reaktionen möglicherweise heftiger.

Warum geschieht das mit Ihnen? Weshalb »springt« Ihr autonomes Nervensystem so schnell »an«? Und wieso gerade in der Öffentlichkeit? Und warum sind die Symptome, die Sie haben, so heftig und so erschreckend? Es hat geradezu den Anschein, als würde sich Ihr Körper gegen Sie wenden. Das Ganze ist eine ernste Angelegenheit, und vielleicht sind Sie bereits am Verzweifeln. Nur weil Ihre Symptome normal und erklärbar sind, sind sie dennoch nicht weniger ernst zu nehmen, weniger beunruhigend oder weniger störend. Sie können so heftig sein, daß Sie beinahe vollständig an Ihre Wohnung gefesselt sind. Jetzt wissen Sie schon einiges über die körperlichen Mechanismen, die Ihre Symptome verursachen, aber das bedeutet noch nicht, daß Sie sie unter Kontrolle haben. Sie wissen auch bereits etwas darüber, wie diese Symptome ablaufen, nichts aber darüber, warum sie auftreten, und das ist noch wichtiger. Im nächsten Kapitel werden wir detaillierter auf Ihre Symptome eingehen und darüber nachdenken, wie sie sich entwickelt haben.

Die wichtigsten Punkte

- Ihre Symptome werden durch einen zu hohen Adrenalin-Spiegel im Blut erzeugt.
- Jeder Mensch kann diese Symptome entwickeln.
- Schon ein leichtes Hyperventilieren kann diese Symptome hervorrufen.
- Bei einer Person mit Agoraphobie treten diese Symptome eher auf als bei anderen Menschen.
- Eine Person mit Agoraphobie hat die Symptome in Situationen, in denen sie nicht damit rechnet.

3.

Wege zur Selbsthilfe

Wir sind schon ein gutes Stück vorangekommen, was das Verstehen der Agoraphobie angeht. Und vor allem sollte deutlich geworden sein, daß es sich hier um nichts Geheimnisvolles handelt. Es gibt natürlich immer noch offene Fragen, nicht zuletzt die, warum gerade Menschenansammlungen oder öffentliche Orte als etwas Gefährliches empfunden werden. Wir wissen zwar, daß unsere körperliche Reaktion auf diese von uns als gefährlich wahrgenommene Situation völlig normal ist, wenn auch vielleicht ein bißchen extrem. Darauf gehe ich weiter unten ein, zunächst hoffe ich nur, daß einige von den erschreckenden Elementen Ihrer Agoraphobie von ihrem geheimnisvollen Schleier befreit worden sind und daß Sie jetzt zuversichtlich daran glauben, daß Sie Ihre Agoraphobie bewältigen können. Da gibt es allerdings einen Haken.

Der Haken an der Sache

Der Haken daran ist der folgende: Egal wie gut Sie über Ihre Agoraphobie Bescheid wissen, wie einfach Ihnen alle Zusammenhänge auch erscheinen mögen, Sie werden mit Ihrem Problem nicht schon dadurch fertig, daß Sie es *verstehen*. Das klingt sehr frustrierend. Sie kennen Ihr Problem, Sie wissen, warum Sie etwas in einer bestimmten Art und Weise empfinden, Sie wissen, wie Ihr Körper funktioniert, und doch können

Sie nicht verhindern, daß diese Empfindungen wieder auftreten.

Ein verstandesmäßiger Zugang zum Problem der Agoraphobie ist ein erster Schritt, aber das reicht nicht aus. Es gibt verschiedene Wege, mit Ihren Symptomen umzugehen, und ich werde sie Ihnen auch aufzeigen, aber es ist nicht damit getan, daß Sie dieses Buch lesen. Das wäre genauso, als ob Sie in einen Fitneßklub einträten, um in Form zu kommen. Nur einzutreten bringt noch gar nichts, Sie müssen wirklich hingehen und dort trainieren, und ganz genauso ist es mit den Übungen in diesem Buch. Sie müssen sich vornehmen, die Übungen wirklich durchzuführen, und wenn Sie das tatsächlich wollen und tun, werden Sie Ihre Agoraphobie überwinden.

Glauben Sie niemandem, der oder die Ihnen erzählt, er oder sie könne Sie von Ihrer Agoraphobie heilen – das schafft niemand. Nur *Sie selbst* können das tun. Und es ist gar nicht so schrecklich schwer, jedenfalls nicht schwerer, als in einen Fitneßklub zu gehen, um in Form zu kommen oder um abzunehmen. Sie brauchen dazu Entschlossenheit, und Sie müssen sich die Zeit dafür nehmen. Diesen Einsatz sollte es Ihnen wert sein: Schließlich lernen Sie, Ihr Leben wieder zu genießen und ein erfülltes Leben zu führen.

Einen Anfang machen

Das Geheimnis, mit einer Agoraphobie fertig zu werden, besteht darin, sie in ihre Bestandteile zu zerlegen, um besser damit umgehen zu können, und dann an den unterschiedlichen Teilen nacheinander zu arbeiten. Um die Mauer, die Sie von einem normalen Leben trennt, zum Einsturz zu bringen, müssen Sie jeden einzelnen Stein herausreißen und einen nach dem anderen zerschlagen.

Wenn Sie einen Angstanfall haben, erleben Sie ihn zunächst als ein erschreckendes Durcheinander von Gefühlen und Reaktionen. Mit der Zeit lernen Sie Ihre Empfindungen besser kennen, ob Sie nun wollen oder nicht. Sie wissen, was wahrscheinlich passieren wird und wo die Agoraphobie auftritt, und folglich fangen Sie damit an, die auslösenden Situationen zu meiden. Auf dieses Vermeidungsverhalten kommen wir noch zu sprechen, weil es von großer Bedeutung ist. Ihre Aufgabe ist es nun, die Informationen, die Sie hier bekommen, zu Ihrem eigenen Vorteil anzuwenden. Die Agoraphobie zu überwinden ist wie ein Schachspiel, und wie ein Schachspiel kann es durchaus Spaß machen, diese Herausforderung anzunehmen. Am Ende eines jeden Tages wissen Sie wieder ein bißchen mehr über sich selbst.

Wir haben natürlich bereits einen Anfang gemacht. Schon das Lesen dieses Buches ist ein Anfang, weil es zeigt, daß Sie mit Ihrem Problem fertig werden wollen, und das ist ganz wesentlich für Ihren Erfolg. Daß Sie die Natur des Problems verstehen lernen, z.B. wissen, daß viele andere Menschen gleich empfinden, ist sehr bedeutungsvoll. Genauso wichtig ist es, daß Sie endlich glauben können, daß mit Ihrem Verstand und Ihrem Körper alles in Ordnung ist. Als nächstes ist ein kleiner Arbeitsaufwand notwendig.

Ein Angst-Tagebuch führen

Wenn Ihre Agoraphobie zwischen Ihnen und dem Rest der Welt eine Wand aufgebaut hat, muß diese Wand abgerissen werden. Es kann sein, daß es sich hierbei um eine sehr stabile Mauer handelt, und wenn Sie zum Ziel kommen wollen, müssen Sie einen Stein nach dem anderen aus der Mauer ziehen, bis das Ganze zusammenbricht. Die einzelnen Steine sind die Symptome, die Sie haben, und die Ereignisse, die Ihrer Phobie immer wieder neues Futter bieten.

Wenn Sie damit fertig werden wollen, müssen Sie sie zunächst einmal einzeln untersuchen. Sie können nicht die ganze Mauer auf einmal zum Einsturz bringen, Sie müssen sie zuerst in ihre kleinsten Bestandteile zerlegen und an jedem einzelnen Symptom arbeiten. Aber wie fangen Sie das an?

Wenn Sie einen Feind überwältigen wollen, müssen Sie ihn erst einmal kennen, und genau damit beginnen wir hier. Sie kennen bereits die Adrenalin-Ausschüttung und wie sie funktioniert, wie dadurch körperliche Symptome hervorgerufen werden. Nun gilt es, den Blick auf Ihre eigene Problematik zu richten und herauszufinden, wann und wie bei Ihnen die Adrenalin-Ausschüttung geschieht. Dabei müssen Sie sehr sorgfältig sein. Es reicht nicht aus, wenn Sie sagen, daß Sie sich in der Öffentlichkeit nicht gut fühlen, einen bestimmten Ort meiden oder davor zurückschrecken, sich in eine von Ihnen als gefährlich empfundene Situation zu begeben. Sie können nicht etwas bearbeiten, was unbestimmt und diffus ist. Es ist wichtig, daß Sie Ihr Problem so in die Zange nehmen, daß es sich nicht mehr von der Stelle rühren kann – denn dann haben Sie etwas, was Sie aus dem Weg räumen können. Zerlegen Sie es mit der Präzision eines Chirurgen in kleinste Elemente, die Sie anschließend einfach vom Tisch fegen können. Wenn Sie das tun möchten, brauchen Sie einen Stift und Papier.

Dinge aufzuschreiben hilft einem dabei, sie konkret und damit angreifbar zu machen. Sie sollten aber ein bestimmtes System entwickeln, um Ihre Probleme aufzuzeichnen, damit Sie sie genau bestimmen können. Die beste Methode dafür ist ein Angst-Tagebuch. Das muß kein großes Buch sein, ein Blatt Schreibpapier oder auch ein Umschlagrücken reichen völlig aus. Wichtig ist, daß Sie aufschreiben, wie Sie sich fühlen, oder, besser noch, beschreiben Sie alle Symptome, die im Laufe einer Woche bei Ihnen auftreten. Notieren Sie sich den Wochentag, und unterteilen Sie jeden Tag in Morgen, Mittag und Abend. Dann sollten Sie festhalten, was Sie jeweils getan haben und welche Symptome dabei aufgetreten sind. Vermerken Sie auch, ob sie schwach, mittelmäßig, stark oder sehr stark waren. Es ist wichtig, daß Sie dies regelmäßig tun, damit Ihnen nichts entgeht. Dies ist Ihre erste

Aufgabe, und Sie sollten sorgfältig daran arbeiten, denn es ist gleichzeitig die erste Sprosse auf Ihrer Erfolgsleiter. Damit legen Sie sozusagen das Fundament.

Ein typisches Angst-Tagebuch sieht aus wie das folgende Beispiel. Es handelt sich hierbei um das Tagebuch einer jungen Frau, nennen wir sie Marianne, die an Agoraphobie litt.

Mariannes Tagebuch

Montag		
Morgen	**Mittag**	**Abend**
Mußte Tina und Toni in die Schule bringen. Ich hasse Montage. Übelkeit vor dem Frühstück. Durchfall. Zittern, als ich die Kinder fertig für die Schule machte (mittelschlimm). Herzklopfen, als ich das Haus verließ, wurde dann aber wieder besser. Durch die Kirchstraße gegangen, um niemandem zu begegnen. Wurde schlimmer, je weiter wir von zu Hause weg waren. Bauchkrämpfe (schlimm). Sprach mit den anderen Kindern. Lieferte die beiden Kinder in der Schule ab und fühlte Übelkeit. Direkt nach Hause. Schaute niemanden an, weil ich befürchtete, zusammenzuklappen, wenn ich mit jemandem sprechen müßte.	Blieb zu Hause. Mußte die Kinder wieder abholen, gleiche Prozedur wie am Morgen, diesmal fiel es aber auf dem Heimweg leichter. Starke Kopfschmerzen. Wartete auf Michael, bis er von der Arbeit nach Hause kam. Er war verständnisvoll wie immer, und es ging mir viel besser.	Zu Hause geblieben. Fernsehen geschaut.

Dienstag		
Morgen	**Mittag**	**Abend**
Das gleiche wie am Montag (vielleicht etwas weniger schlimm).	Wieder das gleiche Spiel, aber große Unruhe wegen dem Einkauf heute abend. Schwindel zu Hause (stark). Mußte heulen, als Michael von der Arbeit kam.	Einkaufen wie jeden Dienstagabend. Ich mußte im Flur ständig auf und ab gehen. Drei- oder viermal aufs Klo gegangen (Durchfall). Zittern (stark). Im Auto Schwierigkeiten, Luft zu bekommen, habe aber durchgehalten. Michael hat mich am Arm gehalten, und im Supermarkt habe ich mich auf den Wagen gestützt. Zum Glück war es nicht voll. Ich war kurz vorm Heulen und zitterte. Habe immer nach dem Ausgang geschaut. Michael hat das meiste besorgt und sich in die Schlange eingereiht, während ich gewartet habe. Das dauerte ewig. War etwas entspannter, als ich sah, daß es gleich geschafft sein würde. Viel besser im Auto auf dem Weg nach Hause. Sehr müde.

Mittwoch		
Morgen	**Mittag**	**Abend**
Mußte zum Postamt, nachdem ich die Kinder in die Schule gebracht hatte. Ich ging solange durch die Straßen, bis es vermutlich leer auf der Post war. Leider eine Schlange, als ich in die Post kam. Hätte gehen sollen, habe es aber nicht getan. Mehr Leute kamen herein, alle freundlich und nett. Spürte Panik aufsteigen (sehr stark). Dachte, ich müßte schreien, habe es aber nicht getan. HATTE PANIKATTACKE (furchtbar). Ging aus dem Postamt und so schnell wie möglich nach Hause. Zu Hause fühlte ich mich besser. Heulte.	Bat Mutter, die Kinder von der Schule abzuholen. Wartete auf Michael. Morgen gehe ich zum Arzt...	

Das ist das Angst-Tagebuch einer jungen Frau, die ernsthaft erkrankt ist. Ihre Agoraphobie hat sie bereits fast völlig an die Wohnung gefesselt, und es war höchste Zeit, daß sie professionelle Hilfe aufsuchte. Mit dem Tagebuch, das sie führte, wurde deutlich, wie ernst ihre Störung war. Und genau dieses Tagebuch war es auch, was ihr schließlich half, ihre Agoraphobie zu bewältigen. Es war ein wichtiger erster Schritt.

Es gibt einen sehr einleuchtenden Grund dafür, warum Sie sich viel Zeit für Ihr Angst-Tagebuch nehmen und viel Sorgfalt darauf verwenden sollten: Es ist die Basis für Ihre eigene therapeutische Behandlung. Sie müssen ganz genau wissen, was mit Ihnen geschieht und wo es Ihnen widerfährt. Die einzelnen Fäden Ihrer verwickelten Problematik müssen entwirrt werden. Schreiben Sie nicht zuviel, Sie brauchen etwas, was Sie leicht wieder lesen und verwenden können, notieren Sie aber auf jeden Fall, *was* Ihnen *wie* geschieht.

Warum treten bei Ihnen Symptome auf?

Betrachten wir die Symptome, die sich in Mariannes Tagebuch finden:

Übelkeit Durchfall Zittern Herzklopfen	vor dem Verlassen des Hauses
Bauchkrämpfe Übelkeit	auf dem Weg zur Schule
Kopfschmerzen Anspannung Schwindel Durchfall	Zu Hause

Schwierigkeiten, Luft zu bekommen
Gefühl, gleich laut schreien zu müssen } auf dem Postamt
Panikattacke

Wenn Sie an Agoraphobie leiden, sind Ihnen einige der aufgeführten unangenehmen Symptome wohlvertraut. Einige werden auch in Ihrem Angst-Tagebuch auftauchen, vielleicht notieren Sie aber auch außerdem noch andere. Sie wissen, daß alle Symptome durch ein Übermaß an Adrenalin in Ihrem Blut entstehen. Warum aber ruft das Adrenalin so viele, offensichtlich unterschiedliche Symptome hervor?

Wir wissen, daß die Funktion von Adrenalin darin besteht, den Körper in jeder nur erdenklichen gefährlichen Situation handlungsbereit zu machen, das erklärt aber noch nicht die Vielfalt der Symptome, die bei Ihnen auftreten. Die Antwort hierauf lautet, daß Adrenalin verschiedene Organe in unterschiedlicher Weise anregt, wie bereits weiter oben ausgeführt wurde. Es gibt also für jedes einzelne Symptom eine logische Erklärung. Lassen Sie mich eine recht willkürlich zusammengestellte Liste der Symptome aufführen, die mir im Laufe der Jahre in meiner Praxis begegnet sind:

Panikattacken

Viele Menschen mit Agoraphobie haben oder hatten Panikattacken in der Öffentlichkeit. Sie treten oft dann auf, wenn sich der oder die Betroffene gefangen fühlt, z.B. in einer Warteschlange, im Theater oder im Kino. Dies geschieht oft gerade dann, wenn es ruhig ist und der oder die Betroffene fürchtet, sich auffällig zu verhalten. Es ist ein sehr erschreckendes Erlebnis, insbesondere beim ersten Mal, und Sie haben möglicherweise das Gefühl, sich nicht mehr auf den Beinen halten zu können oder sogar sterben zu müssen. Tatsächlich kann aber nichts Ernsthaftes passieren, denn eine Panikattacke ist nichts anderes als ein plötzlicher Adrenalin-Ausstoß, und die Empfindungen, die Sie dabei haben, sind nichts anderes als eine Steigerung vieler anderer Symptome. Eine solche Attacke tritt plötzlich auf und verschwindet ebenso schnell wieder, wie sie gekommen war. Wenn Sie es schaffen, dort zu bleiben, wo Sie sind, und ruhig weiterzuatmen, wird die Attacke schnell vorübergehen, und Sie können dort weitermachen, wo Sie aufgehört haben. Niemand wird mitbekommen, daß Sie eine Panikattacke hatten, wenn Sie diese Technik des ruhigen Weiteratmens beherrschen.

Schmerzen

Eine Person mit Agoraphobie neigt zu Verspannungen und ist im allgemeinen auch ein ängstlicher Mensch. Mit »Verspannung« meinen wir, daß die Muskeln angespannt und hart sind, und das kann Schmerzen verursachen. Dies können Brustschmerzen sein, die von einer verkrampften Muskulatur im Brustbereich herrühren, oder Schmerzen im Nacken. Solche Schmerzen können überall im Körper auftreten. In Situationen, die als schwierig empfunden werden, kann auch Hyperventilieren schmerzhafte Krämpfe hervorrufen.

Kopfschmerzen

Kopfschmerzen strahlen oft vom Nacken her aus, und gerade ängstliche Menschen neigen zu Verspannungen in diesem Bereich, wie wir eben festgestellt haben. Wenn Sie in bestimmten Situationen ängstlich sind, haben Sie vielleicht Nacken- oder Kopfschmerzen. Dies können Sie durch einen einfachen Handgriff testen: Drücken Sie mit Ihrem Daumen fest in Ihre Nackenmuskulatur. Wenn das Ihren Schmerz verschlimmert, wissen Sie, daß Ihre Kopfschmerzen durch verspannte Nackenmuskeln hervorgerufen werden.

Muskelverspannungen

Verspannungen der Muskulatur werden auch durch zuviel Adrenalin in Ihrem Blutkreislauf und durch Hyperventilation verursacht. Schmerzende Muskeln können Sie überall haben, sie werden Ihnen insbesondere dann weh tun und sich verhärtet anfühlen, wenn Sie darauf drücken. Auch beim Gehen werden Sie sich möglicherweise steif fühlen.

Schwierigkeiten mit dem Atmen

In schwierigen Situationen haben Menschen, die an Agoraphobie leiden, oft das Gefühl, daß sie nicht richtig Luft bekommen, manchmal ringen sie geradezu nach Sauerstoff. Auch hier finden wir wieder das gleiche Muster: Verspannte Muskeln drücken den gesamten Brustkorb zusammen. Wenn Sie dann nach Luft ringen, wird es noch schlimmer. Wie Sie hier einen Ausweg und damit Erleichterung finden, besprechen wir weiter unten.

Schluckbeschwerden

Mittlerweile sollten Sie das Prinzip erkennen, das hinter Ihren Symptomen steckt, denn auch die Schluckbeschwerden, die manche agoraphobischen Menschen in der Öffentlichkeit haben, werden durch verspannte Muskeln, in diesem Falle im Schlundbereich, ausgelöst. Sie denken bewußt an das Schlucken und haben schließlich das Gefühl, immer öfter schlucken zu müssen – und nach einiger Zeit verkrampft Ihre Schlundmuskulatur. Das ist sehr unangenehm, aber nicht gefährlich.

Das Gefühl, gleich weinen zu müssen

Wenn Sie in der Öffentlichkeit plötzlich den Tränen nahe sind und glauben, gleich zusammenzubrechen, seien Sie unbesorgt. Das wird Ihnen nicht passieren. Menschen haben einen starken Drang, sich anzupassen, und dieser ist stärker als der Druck, in der Öffentlichkeit zu weinen. Dieses Gefühl hat außerdem nichts mit Traurigkeit oder Depression zu tun, sondern ist eher Ausdruck von Verzweiflung; und auch hier finden wir verspannte Muskulatur, in diesem Falle im Gesicht. Sie werden feststellen, daß Sie Ihre Zähne aufeinanderpressen und daß Ihre Augen zusammengekniffen sind und schmerzen. Es scheint fast so, als würden Sie Tränen aus Ihren Augen herauspressen.

Durchfall

Diese Art des Durchfalls ist nicht die gleiche, die bei einer Darminfektion auftritt. Er wird durch die »Nerven« ausgelöst, z.B. wenn man ein wichtiges Gespräch hat oder einen Vortrag halten soll. Jeder Mensch wird das schon einmal erlebt haben. Da es für eine Person mit Agoraphobie jedesmal ein Streßerlebnis ist, die Wohnung zu verlassen, kommt diese Art des Durchfalls sehr häufig vor. Er wird durch die Einwirkung des Adrenalins auf die Darmmuskulatur verursacht.

Extreme Müdigkeit

Diese Form der Erschöpfung werden Sie erlebt haben, nachdem Sie für einige Zeit sehr angespannt waren. Es handelt sich hierbei um schlichte Ermüdung. Manche Menschen, die oft angespannt sind, fühlen sich ständig müde, was daran liegt, daß sie sich nicht einmal im Schlaf entspannen können. Sie wachen bereits müde auf, und diese Müdigkeit kann nach kurzer Zeit übermächtig werden. Extreme Müdigkeit ist eine Nebenwirkung der Agoraphobie.

Zittern

Machen Sie eine Faust und drücken Sie sie so fest zusammen wie möglich. Fangen Ihre Hand und Ihr Arm an zu zittern? Wenn Ihre Muskeln angespannt sind, werden sie nach einer gewissen Zeit zu zittern beginnen. Zittern ist auch eine Folge von Verspannungen und verschlimmert sich normalerweise vor und nach bedrohlichen Erlebnissen.

Schwindel

Für den Schwindel gibt es verschiedene Gründe. Einige Personen beschreiben eine Panikattacke als Schwindel, aber die Art Schwindel, die die meisten AgoraphobikerInnen kennen, ähnelt eher dem Gefühl, auf so unsicheren Füßen zu stehen, daß sie glauben, seitlich umzukippen. Wenn Sie dieses Gefühl auch haben, kontrollieren Sie einmal Ihre Nackenmuskulatur, und Sie werden feststellen, daß die Muskeln auf einer Seite schmerzen und verspannt sind. Ihre Nackenmuskulatur ist nämlich maßgeblich an Ihrem Gleichgewichtsgefühl beteiligt, und das Ungleichgewicht der Muskelspannung in diesem Bereich erzeugt das Gefühl der Instabilität und des Schwindels.

Herzklopfen

Meistens handelt es sich hierbei um zusätzliche Herzschläge. Häufig folgt einem solchen zusätzlichen Herzschlag ein Aussetzer, und genau diesen Aussetzer nehmen Sie als eigenartiges Gefühl in der Brust wahr. Dabei ist mit Ihrem Herzen alles in Ordnung: Auch dieses Symptom ist eine Folge des zu hohen Adrenalinspiegels, der auf Ihren Herzrhythmus Einfluß nehmen und zusätzliche Herzschläge auslösen kann. Dies ist sehr häufig und ungefährlich.

Unwohlsein in der Magengegend

Zuviel Adrenalin bedeutet gleichzeitig zuviel Säure, und diese Säure kann bei Ihnen ein Völlegefühl oder Übelkeit auslösen. Möglicherweise haben Sie auch »Magenkrämpfe«; diese treten aus dem gleichen Grund auf wie der Durchfall, den Sie vielleicht gelegentlich haben. Adrenalin bewirkt eine übermäßige Tätigkeit des Verdauungstraktes und kann auch Krämpfe auslösen, die schmerzhaft sind. Möglicherweise fühlt sich deshalb Ihr gesamter Unterleib verspannt an.

Warum ist es so wichtig, sich mit den Symptomen zu befassen?

Vielleicht denken Sie an dieser Stelle, daß eine zu starke Beschäftigung mit Ihren körperlichen Empfindungen möglicherweise riskant ist. Sie werden aber sehen, daß Sie davon profitieren werden. Es ist wichtig, daß Sie Ihrer Agoraphobie zuerst einmal eine Gestalt geben. Vermutlich haben Sie sich noch nie zuvor mit der körperlichen Seite Ihrer Störung befaßt und lediglich wahrgenommen, daß es Ihnen schlechtging. Jetzt wissen Sie, was genau dieses Gefühl verursacht hat.

Wenn Sie die Mechanismen verstehen, die Sie in eine solche unangenehme Situation versetzen, lüften Sie den Schleier Ihres Problems und machen das Ganze verständlich und erklärbar. Damit bekommen Sie die Möglichkeit, an Ihren individuellen Symptomen zu arbeiten, was wir weiter unten ausführlich erläutern werden. Jedes einzelne Symptom kann durch die Anwendung simpler Techniken abgeschwächt werden. Sie können zwar nicht an Ihrer Agoraphobie als Ganzes arbeiten, wohl aber an Ihren individuellen Symptomen.

Ein anderer, möglicherweise noch wichtigerer Grund, weshalb Ihre Symptome so wichtig sind, liegt darin, daß jetzt Ihr Bewußtsein für Vorgänge geschärft wird, die bei Ihnen bereits automatisch ablaufen. Ihre körperlichen Symptome sind schon zu einer Gewohnheit geworden, sie treten auf, ohne daß sie Ihnen bewußt sind. Nur durch bewußte Aufmerksamkeit für die Reaktionen Ihres Körpers können Sie sich einen Weg aus der Agoraphobie bahnen. Dafür ist das Arbeiten an den Symptomen die beste Methode. Wenn Sie sich über Ihre körperlichen Symptome bewußt sind, können Sie sie beim nächsten Mal früher wahrnehmen und so leichter überwinden. Dies ist wesentlich schwieriger, wenn Sie sich bereits mitten in einem Angst-Anfall befinden.

Fangen Sie jetzt an

Sie müssen einen Anfang machen. Das bedeutet, daß Sie an Ihrem Problem arbeiten müssen, sonst werden Sie es nicht bewältigen – und Ihre Agoraphobie ist ein Problem, das Sie meistern können. Was Sie außerdem bedenken sollten, ist die Tatsache, daß eine Agoraphobie um so schwerer in den Griff zu bekommen ist, je älter Sie sind. Die Methoden, die ich Ihnen aufzeigen werde, mögen Ihnen vielleicht sehr einfach erscheinen – aber sie funktionieren, wenn Sie sie wirklich anwenden. Und wenn Sie erst einmal damit angefangen haben, wird es Ihnen sofort besser gehen, einfach weil Sie etwas dafür tun, Ihr Problem zu überwinden. Führen Sie Ihr Angst-Tagebuch zunächst eine Woche lang, aber setzen Sie es fort, wenn Sie den Eindruck haben, daß die beschriebene Woche nicht repräsentativ für Ihr derzeitiges Alltagsleben ist. Die Ergebnisse Ihrer Aufzeichnungen werden für Sie sehr interessant sein.

Die wichtigsten Punkte

- Der erste Schritt ist, ein Angst-Tagebuch zu führen.
- Ihre Agoraphobie ist nichts anderes als die Ansammlung verschiedener Symptome.
- Ihre Symptome haben einfache körperliche Ursachen.
- Sie können Ihr Problem bewältigen, wenn Sie Schritt für Schritt daran arbeiten.

4.

Entspannungsübungen und Atemtechniken

Wenn Sie an Agoraphobie leiden, werden Sie so bald wie möglich wissen wollen, wie Sie sie überwinden können. Im folgenden werden wir also einen Blick auf Techniken werfen, die Ihnen dabei nützlich sein können. Auch hier ist es wichtig, nicht übereilt vorzugehen, jeder Schritt muß genau bedacht und ausgeführt werden. Es ist auch von großer Bedeutung, daß Sie das wahre Wesen der Agoraphobie kennen, warum sie auftritt und wie sie funktioniert. Wenn Sie einen Weg aus der Agoraphobie finden wollen, müssen Sie wissen, was Sie tun. Bevor wir auf die einzelnen Methoden eingehen, die Sie anwenden können, lassen Sie uns zunächst einige Fragen beantworten.

Wer leidet an Agoraphobie?

Psychologinnen und Psychologen haben über diese Frage viele Jahre nachgedacht und umfangreiche Studien durchgeführt. Ein bestimmter Persönlichkeitstyp wird für besonders anfällig gehalten: die sogenannte »dependente Persönlichkeit«. Hierbei handelt es sich um eine Person, die dominierende Eltern hatte und ihrem eigenen Willen nicht richtig Ausdruck verleihen kann. Dieses Konzept mißfällt natürlich den Menschen, die an Agoraphobie leiden und wissen, daß sie starke Persönlichkeiten sind und tagtäglich mit viel Energie gegen ihr Problem angehen.

Ich glaube, daß diese Kategorisierung Unsinn ist. Meiner Erfahrung nach gibt es keine typische Persönlichkeit, die an Agoraphobie leidet. Jeder Mensch kann agoraphobisch werden. Dabei ist es völlig egal, welcher Persönlichkeits-Typ Sie sind, welchen Beruf Sie ausüben, wie groß Sie sind, wie schwer, welche Hautfarbe Sie haben oder welcher Glaubensgemeinschaft Sie angehören. Es kann wirklich jeden und jede treffen. Jeder Mensch kann eine Störung entwickeln, bei der Symptome auftreten, sobald er oder sie nur daran denkt, die Wohnung zu verlassen. Oft hat es den Anschein, als würde sich die Agoraphobie auf die jeweilige Persönlichkeit »aufsetzen« oder »ankoppeln«. Tatsächlich aber ist die Agoraphobie im wesentlichen bei allen die gleiche, wie eine andere Krankheit auch.

Oft wird gesagt, eine Person *ist* agoraphobisch, aber es ist besser zu sagen, daß jemand an Agoraphobie *leidet*, weil damit deutlicher wird, daß die eigentliche Persönlichkeit sich durch die Agoraphobie nicht verändert. Ich vermute, daß Menschen mit Asthma oder Diabetes auch daran Anstoß nehmen würden, asthmatisch oder diabetisch genannt zu werden, aber bei diesen körperlichen Störungen spielen psychologische Aspekte eine andere Rolle. Wenn Sie sich von Ihrer Agoraphobie befreit haben, werden Sie wieder genau dieselbe Person sein, die sie waren, bevor Sie diese Störung entwickelt haben. Sie werden lediglich älter sein und mehr Lebenserfahrung haben.

Kommt Agoraphobie bei jungen Frauen häufiger vor?

Das ist auch wieder so ein Mythos. Eine der Ursachen für diese Vorstellung mag darin liegen, daß junge Frauen häufiger aus anderen medizinischen Gründen ihre Hausärzte oder Hausärztinnen aufsuchen, so daß eine vorhandene Agoraphobie eben auch häufiger und schneller diagnostiziert werden kann. Männer und Frauen aller Altersgruppen können unter Agoraphobie leiden, wobei Männer mehr als Frauen zögern, über ihr Problem zu sprechen. Es gibt nichts, was Frauen anfälliger für Agoraphobie machen würde als Männer, und es kann auch keine Rede davon sein, daß eine bestimmte Altersgruppe immun dagegen wäre.

Neigen Menschen mit Agoraphobie dazu, ängstlich zu sein?

Diese Frage kann sicher bejaht werden. Agoraphobie tritt nicht völlig isoliert auf, und wer darunter leidet, neigt auch eher dazu, etwas zu entwickeln, was als »generalisierte Angst« bezeichnet wird. Dies bedeutet, daß viele Menschen unter ihren agoraphobischen Symptomen auch in anderen Situationen leiden, nicht nur in der Öffentlichkeit. Sie fühlen sich auch zu Hause oder an ruhigen Orten ängstlich, und die Symptome verschlimmern sich dann, sobald sie sich z.B. in einer Menschenmenge aufhalten. Möglicherweise leiden sie auch noch unter anderen Phobien, denn wie wir weiter oben festgestellt haben, ist Agora*phobie* lediglich eine Phobie unter vielen. Eine ängstliche Person kann also noch andere, nicht miteinander in Beziehung stehende Phobien haben. In manchen Fällen ist es schwierig, eine klare Grenze zwischen der generalisierten Angst und den Ängsten zu ziehen, die nur in bestimmten Situationen auftreten.

Die wichtigste Erkenntnis über Agoraphobie ist und bleibt jedoch, daß sie überwunden werden kann, und zwar mit Hilfe der Methoden, die in diesem Buch beschrieben werden. Diese Methoden haben sich bereits bewährt, und die Theorien darüber, welcher Typ Mensch nun am ehesten eine Agoraphobie entwickelt, sind hier nebensächlich. Gleichgültig, wie schwer Ihre Agoraphobie ist und wie lange Sie schon unter ihr leiden: Sie können es schaffen, sie loszuwerden, und es gibt einige »Werkzeuge«, die Ihnen dabei helfen. Wenn Sie wissen wollen, wie Sie diese Werkzeuge anwenden können, sollten Sie zunächst einen Blick auf Ihr Angst-Tagebuch werfen.

Ihr Angst-Tagebuch

Zunächst einmal müssen Sie in der Lage sein, ein verwertbares Angst-Tagebuch zu führen, denn dieses Tagebuch ist ein hervorragendes Werkzeug, daß Sie in vielerlei Hinsicht verwenden können. Wenn Sie inzwischen ein solches Tagebuch geführt haben, können Sie anhand Ihrer Aufzeichnungen eine Liste Ihrer eigenen Symptome aufstellen. Ich werde hier die Symptom-Liste aus dem vorherigen Kapitel zur Anschauung benutzen.

Übelkeit Durchfall * Zittern Herzklopfen	vor dem Verlassen des Hauses
Bauchkrämpfe Übelkeit	auf dem Weg zur Schule
* Kopfschmerzen * Anspannung * Schwindel Durchfall	Zu Hause
* Schwierigkeiten, Luft zu bekommen Gefühl, gleich laut schreien zu müssen * Panikattacke	auf dem Postamt

Muskelverspannungen sind bei sechs dieser dreizehn Symptome die Hauptursache und an der Entstehung weiterer Symptome wesentlich beteiligt. Ich habe diese sechs Symptome mit einem Sternchen versehen. Muskelverspannungen sind auch für die große Müdigkeit verantwortlich, unter der viele ängstliche Menschen leiden, weil es ihnen an erholsamem Schlaf mangelt. Außerdem verursachen diese Verspannungen auch die unangenehmsten Empfindungen an öffentlichen Orten, wie zum Beispiel das Gefühl, Sie würden hinfallen. Dies ist eines der Symptome, die dazu führen, daß Sie sich in der Öffentlichkeit so unsicher fühlen. Schauen Sie sich nun Ihre eigene Symptom-Liste und die Situationen, in denen sie auftreten, an und überlegen Sie, welche Bedeutung Muskelverspannungen bei Ihnen haben.

Muskelanspannung und -entspannung

Die meisten Menschen wissen, wie wichtig Entspannung bei Streß ist. Aber Entspannung ist noch bei sehr vielen anderen Problemen von grundlegender Bedeutung, unter anderem auch bei Agoraphobie. Muskelverspannungen sind ein gemeinsames Symptom bei jedem psychischen Zustand, der sich auch körperlich ausdrückt. Wenn Sie an der Bedeutung von Muskelverspannungen in Ihrem Fall zweifeln, dann sollten Sie folgendes versuchen: Pressen Sie beim nächsten Mal, wenn Sie an einem öffentlichen Ort sind und sich unwohl fühlen, Ihren Daumen fest in Ihre Nackenmuskulatur. Sie werden feststellen, daß Ihnen das ziemlich weh tut. Alle Muskeln in Ihrem Körper werden verhärtet und schmerzhaft verspannt sein. Warum geschieht das mit Ihren Muskeln, und wieso können Sie sie nicht entspannen?

Ihre Muskeln verspannen und verhärten sich wegen Ihres zu hohen Adrenalin-Spiegels oder weil Sie hyperventilieren, und Sie können sie nicht entspannen, weil Sie den Adrenalin-Hahn nicht einfach abdrehen können. Muskelverspannungen können zu einer Angewohnheit werden, und wenn Sie schon gewohnheitsmäßig verspannt sind, sind Sie einfach nicht in der Lage, Ihre Muskeln zu entspannen. Wenn Sie morgens steif und mit Schmerzen aufwachen, die insbesondere im Nackenbereich und in den Schultern auftreten, wenn Sie am Morgen einen verspannten Kiefer und Fingernagel-Abdrücke in den Handflächen haben, weil Sie die ganze Nacht die Fäuste ballten, dann müssen Sie aktiv etwas tun, um Ihre Muskelspannung zu kontrollieren.

Wenn Sie an Agoraphobie leiden, werden Sie an öffentlichen Orten verspannt sein, in öffentlichen Verkehrsmitteln oder in Theatern, was für Sie meist unerträglich sein dürfte und daher auch unkontrollierbar. Sie können wirklich nichts dagegen tun – *außer, Sie haben die Technik der Entspannung gelernt.* Sie müssen lernen, aktiv zu entspannen, und das können Sie ganz für sich in den eigenen vier Wänden tun. Wenn Sie diese Technik gelernt haben, dann können Sie sie auch an öffentlichen Orten anwenden, ohne daß es jemand merkt.

Entspannung ist nicht die Lösung für alle Ihre Probleme, aber sie ist ein Werkzeug, das Sie einsetzen können, und es ist ein Anfang. Entspannung verhilft Ihnen dazu, wieder die Kontrolle über Ihren Körper zu erlangen, und das ist wichtig, weil Ihr Körper zur Zeit noch sehr häufig die Kontrolle hat.

Entspannungsübungen

Das wichtigste an Entspannungsübungen ist, daß Sie sie tatsächlich ausführen. Es ist einfach, darüber zu lesen und zu denken: ›OK, jetzt weiß ich, wie das geht‹, und dann nichts zu tun. Üben Sie gleich oder so bald wie möglich, und nehmen Sie die Übungen ernst. Denken Sie daran, daß Sie eine Technik lernen, die Sie später überall anwenden können, und daß Sie diese Technik perfektionieren müssen, bis Sie zum Experten oder zur Expertin darin werden.

Stellen Sie sicher, daß Sie die Übungen in aller Ruhe für sich allein und in einem warmen Zimmer durchführen können. Legen Sie sich entweder aufs Bett oder, was noch besser ist, setzen Sie sich in einen guten Stuhl, der auch Ihren Kopf stützt. Wichtig ist, daß Sie es bequem haben. Wenn Sie wollen, machen Sie sich etwas Musik, und versuchen Sie, für einen Moment zu entspannen. Schließen Sie Ihre Augen oder fixieren Sie etwas, vielleicht eine bestimmte Stelle an der Zimmerwand, und beginnen Sie mit den Übungen. Erwarten Sie nicht gleich, daß Ihnen alles gelingt, sehen Sie es als Übung an, die Sie noch perfektionieren müssen.

Beginnen Sie, indem Sie die rechte Hand zu einer Faust ballen. Machen Sie sie richtig fest. Halten Sie die Faust für einige Sekunden angespannt. Dann entspannen Sie sie ganz plötzlich. Sie spüren, wie die Entspannung sich in Ihrem rechten Arm von unten nach oben bis in den Schulterbereich hinein fortsetzt, wie ein aufsteigendes Wärmegefühl. Versuchen Sie, dieses Gefühl bewußt wahrzunehmen und zu genießen. Wechseln Sie nun zu Ihrer linken Hand. Ballen Sie auch diese Hand fest zur Faust, halten Sie sie für einige Sekunden und entspannen Sie sie dann ganz plötzlich. Fühlen Sie bewußt die Entspannung in Ihrem Arm und Ihrer Schulter und genießen Sie sie. Atmen Sie langsamer und entspannen Sie Ihren ganzen Körper.

Ziehen Sie jetzt Ihre Schultern nach oben und halten Sie sie einige Sekunden angespannt. Dann entspannen Sie die Schulterpartie ganz plötzlich, indem Sie Schultern und Arme lang nach unten hängen lassen. Sie spüren, wie sich Schultern und Nacken entspannen. Genießen Sie dieses Gefühl, atmen Sie langsam und ruhig weiter, und lassen Sie Ihren ganzen Körper tief entspannen.

Wir gehen nun zur Nackenmuskulatur über. Gerade Ihr Nacken ist oft besonders steif und verspannt und vielleicht auch das am schwierigsten zu lockernde Körperteil. Schieben Sie Ihren Nacken zurück, wobei Sie das Kinn auf die Brust nehmen. Stellen Sie sich vor, Sie wollten den Kopf gegen eine Wand drücken. Spannen Sie Ihre Nackenmuskeln an, und halten Sie diese Spannung für einen Moment. Dann entspannen Sie sie ganz plötzlich und genießen das Gefühl der Entspannung. Atmen Sie langsam durch die Nase ein und durch den Mund aus. Sie sollten versuchen, Ihren Atemrhythmus auf acht Züge in der Minute zu verlangsamen.

Als nächstes spannen Sie Ihre Gesichtsmuskulatur an. Runzeln Sie die Stirn. Pressen Sie Ihre Zähne aufeinander, und bemühen Sie sich, die Stirn richtig in Falten zu legen. Halten Sie die Spannung, und entspannen Sie dann wieder ganz schnell Ihre Muskeln. Dann sollten Sie versuchen, langsamer zu atmen und das Gefühl der Entspannung in Ihrem Gesicht und Ihrem Körper zu genießen.

Weiter geht es mit dem Bauch. Ziehen Sie Ihren Bauch ein,

und machen Sie sich so dünn wie möglich. Halten Sie diese Position. Dann entspannen Sie wieder ganz plötzlich Ihre Bauchmuskeln und atmen wieder langsamer. Entspannen Sie sich am ganzen Körper, und atmen Sie ganz ruhig. Wenn Sie sich wohlfühlen, krümmen Sie Ihren Rücken zum Buckel und halten diese Position mit angespannter Muskulatur. Dann entspannen Sie und fahren fort wie bei den anderen Übungen.

Wenden Sie sich schließlich noch Ihren Beinen zu. Spreizen Sie die Zehen an beiden Füßen und strecken Sie Ihre Beine, indem Sie die Muskeln anspannen. Halten Sie diese Position nicht zu lange, Sie könnten sonst Krämpfe in den Beinen bekommen, und das würde die bis dahin erreichte Entspannung zerstören. Dann entspannen Sie wieder plötzlich Ihre Beine und genießen das Gefühl der Entspannung, verlangsamen dann Ihre Atmung und lockern Ihren gesamten Körper.

Jetzt haben Sie fast das ganze Übungsprogramm absolviert. Sie haben Ihre Atmung während all dieser Übungen verlangsamt und sollten das auch so lange fortsetzen, bis Sie nur noch acht Atemzüge pro Minute brauchen. Dies wird Ihr Entspannungsgefühl erhöhen. Erwarten Sie nicht, sofort völlige Entspannung zu erreichen – Sie fühlen sich möglicherweise immer noch ein bißchen verspannt. Wirkliche Entspannung erfordert Zeit und tägliches Üben, aber wenn Sie sie erreicht haben, werden Sie für Ihre Mühe belohnt: Sie werden von einem Wärmegefühl durchströmt und fühlen sich so wohl, als würden Sie schweben, und das ist ein sehr angenehmer Zustand für eine Person, die gewohnheitsmäßig verspannt ist.

Setzen Sie Ihre Entspannungsübungen fort, indem Sie versuchen, an warme und entspannende Dinge zu denken. Denken Sie an einen warmen Strand oder an ein warmes, luxuriöses Bett. Denken Sie ›Entspannung‹. Denken Sie ›langsam werden‹, ›alles ist ganz leicht‹. Wenn Sie glauben, daß Sie genug geübt haben, zählen Sie einen Countdown: ›drei, zwei, eins, aufwachen‹. Jetzt sind Sie wieder zurück in der realen Welt. Sie fühlen sich jetzt wahrscheinlich entspannt und erfrischt, aber das ist nicht die Hauptsache. Entscheidend ist, daß Sie eine Technik lernen, die Sie überall anwenden können. Um nichts anderes geht es. Sie müssen in der Lage sein, diese Technik immer dann einzusetzen, wenn Sie eine schwierige Situation meistern müssen.

Schwierigkeiten

Es gibt einige offensichtliche Schwierigkeiten beim Erlernen dieser Entspannungstechnik, und Sie sind möglicherweise über die ersten Ergebnisse enttäuscht. Vielleicht stellen Sie fest, daß Sie sich einfach nicht entspannen können. Oder aber Sie können entspannen, aber sobald Sie mit Ihren Übungen fertig sind und aufstehen, sind Sie genauso verspannt wie immer. Das ist in Ordnung so. Sie dürfen nicht erwarten, daß Sie diese Methode nur erlernen müssen und dann für immer entspannt bleiben. Es handelt sich hier um eine Technik, die ständiges Üben erfordert.

Vielleicht hilft es Ihnen, wenn Sie die Übungsanleitungen auf Band sprechen und abspielen. Achten Sie darauf, daß Sie sich genügend Zeit für jede einzelne Übung gönnen, und vor allem sollten Sie ausreichend Zeit einplanen, um sich vorher auf die Übungen einzustellen. Am wichtigsten ist aber, daß Sie regelmäßig üben.

Es kann auch sein, daß Sie zu gut entspannen und einschlafen. Das bringt Ihnen aber nicht viel, und deshalb wäre es vielleicht gut, wenn Sie mit einer Tonband-Aufnahme arbeiten, um sich besser zu konzentrieren und wach zu bleiben. Natürlich können Sie diese Übungen auch dazu nutzen, abends besser einzuschlafen.

Eine junge Patientin, nennen wir sie Angelika, der ich diese Entspannungsübungen beigebracht hatte, berichtete ebenfalls von einigen Schwierigkeiten beim Üben.

Die Entspannungsübungen waren klasse, aber nicht gerade einfach. Es war schon schwierig für mich, auch nur für die erste Übungseinheit Zeit zu finden. Ich hatte Schwierigkeiten, meinem Mann zu erklären, was ich tun wollte, und ich fühlte mich selbst auch ein bißchen komisch, ins Schlafzimmer zu gehen und dort einfach auf einem Stuhl zu sitzen. Jeden Tag schien es, als hätte ich andere Dinge zu tun, die wichtiger waren und erledigt werden sollten. Zuerst konnte ich mich überhaupt nicht entspannen, und es sah so aus, als wäre es reine Zeitverschwendung, aber am dritten Tag klappte es, und ich fühlte mich ganz großartig. Es war so, als würde ich in einem warmen Bad liegen, aber sobald ich aufstand, war ich genauso verspannt wie immer, und weil ich vorher so schön entspannt gewesen war, schienen die Verspannungen schlimmer zu sein als je zuvor. Ich versuche jetzt, nach den Übungen entspannt zu bleiben, indem ich einfach länger auf meinem Stuhl sitzen bleibe. Ich übe immer weiter und kann die Übungen inzwischen überall anwenden, jetzt versuche ich auch, sie im Auto auszuführen. Es fällt mir oft schwer, aber mir ist klar, daß ich große Fortschritte machen werde, wenn ich dabeibleibe. Die entscheidende Schwierigkeit ist wirklich, regelmäßig zu üben und dranzubleiben.

Angelika kam regelmäßig zu mir, insbesondere deshalb, damit ich sie ermutigen konnte, ihre Entspannungsübungen weiter fortzusetzen. Am Ball zu bleiben ist bei weitem das Schwierigste daran, und deshalb könnte es sinnvoll für Sie sein, ein Entspannungs-Tagebuch zu führen und zu jeder Übungseinheit etwas aufzuschreiben. Zum Beispiel können Sie notieren, wie gut es lief, und Sie können jedem Übungstag eine Note zwischen eins und fünf geben. Wenn Sie anfangen, Übungstage zu vergessen, werden Sie es dank Ihrer Aufzeichnung sofort merken.

Eine andere Möglichkeit ist, daß Sie jemandem, der oder die Ihnen sehr nahe steht, von Ihren Übungen erzählen und betonen, wie wichtig sie für Sie sind. Dann bitten Sie diese Person, Sie zu unterstützen und zu ermutigen, wenn Sie regelmäßig üben, und mit Ihnen zu schimpfen, wenn Sie nicht üben. Wenn dieser Mensch selbst verspannt ist, wie so viele Leute, dann hat er oder sie vielleicht ebenfalls Interesse daran, diese Übungen mit Ihnen zu lernen. Sie können sich auch einer Entspannungs- oder Yoga-Gruppe anschließen. Es ist nicht wichtig, welche Art von Übungen Sie machen, die Hauptsache ist, daß Sie überhaupt welche machen.

Atmung

Die Kontrolle der Atmung ist auch sehr wichtig. Wenn Sie hyperventilieren, d.h. zu schnell und flach atmen, wird das alleine schon dazu führen, daß Sie angespannt und aufgeregt sind, aber Hyperventilation bewirkt noch mehr als das. Wenn Sie hyperventilieren, stoßen Sie mehr Kohlendioxid aus Ihren Lungen aus, und das verändert die chemische Zusammensetzung Ihres Blutes, so daß Ihr Blut weniger sauer ist. Diese Veränderung in Ihrem Blut ruft direkt beobachtbare Wirkungen hervor. So erweitern sich Ihre Pupillen, Finger und Zehen werden kalt, Sie schwitzen in den Handflächen und unter den Armen, Ihre Pulsfrequenz steigt und Ihre Muskeln verspannen und verhärten sich. Wenn Sie hyperventilieren, fühlen Sie sich nicht sehr gut.

Mit Hyperventilieren meine ich nicht hysterisches Atmen, also besonders tiefe oder sehr schnelle Atemzüge. Die unangenehmen Symptome der Hyperventilation können Sie bereits dann bekommen, wenn Sie nur ein bißchen tiefer atmen, als Sie eigentlich müßten. Vielleicht seufzen Sie auch von Zeit zu Zeit oder haben das Gefühl, daß Sie ab und zu einen Extra-Atemzug brauchen. All diese Dinge führen dazu, daß Sie sich überängstlich und verspannt fühlen, und dagegen sollten Sie etwas tun. Auch wenn Sie normalerweise nicht dazu neigen, zu hyperventilieren, können Ihnen Atemübungen doch von großem Nutzen sein, weil Sie vermutlich in schwierigen Situationen versucht sein werden, zu hyperventilieren. Und wenn Sie gelernt haben, Ihre Atmung zu kontrollieren, werden Sie sich besser fühlen.

Atemübungen

Sie müssen sich nicht zurückziehen, um Atemübungen durchzuführen. Am besten können Sie sie machen, während Sie fernsehen. Aber bevor Sie damit beginnen, sollten Sie wissen, wie die Atmung funktioniert.

Befinden Sie sich im Ruhezustand, atmen Sie mit dem Zwerchfell, und die Muskeln in Ihrer Brust bewegen sich nicht. Wenn Sie sich aber beeilen oder Sport machen, hebt und senkt sich Ihr Brustkorb. Wenn Sie entspannt sind, bewegt sich nur Ihr Unterleib. Sie können das ausprobieren, indem Sie sich bequem hinsetzen (am besten lehnen Sie sich dabei zurück), eine Hand auf Ihren Unterleib legen und die andere auf Ihren Brustkorb. Die Hand auf Ihrem Unterleib sollte sich nach oben und unten bewegen, und die Hand auf Ihrem Brustkorb sollte sich überhaupt nicht rühren. Wenn sich die Hand auf dem Brustkorb bewegt, hyperventilieren Sie.

Die eigentliche Atemübung ist einfach. Sie tun das gleiche wie eben beschrieben, aber Sie bleiben in dieser Position und konzentrieren sich darauf, mit Ihrem Unterleib, d.h. mit dem Zwerchfell zu atmen. Achten Sie darauf, ob Sie seufzen oder zu schnell atmen, und versuchen Sie, langsamer zu werden, regelmäßig und entspannt zu atmen. Gewöhnen Sie sich an, Ihre Atmung zu kontrollieren, wenn Sie zu Hause sind und Ruhe haben, denn Sie werden ja auch außerhalb der Wohnung Ihre Atmung beherrschen wollen, und das ist schwieriger.

Fangen Sie aber nicht damit an, ständig nur noch an Ihre Atmung zu denken. Werden Sie sich nur der Tatsache bewußt, daß es etwas ist, woran Sie interessiert sein sollten, und versuchen Sie, Ihre Atmung als Teil Ihres Entspannungs-Programms zu kontrollieren. Wenn Sie sich Ihrer Atmung bewußt sind, wird das ganz von selbst funktionieren, und das ist es schließlich, was Sie erreichen wollen.

Lohnt sich die Mühe?

Diese Übungen verlangen eine Menge Engagement und Anstrengung, aber die Mühe lohnt sich aus verschiedenen Gründen. Der erste und naheliegendste Grund ist die Tatsache, daß Ihnen hier Instrumente an die Hand gegeben werden, die Sie gegen die Symptome Ihrer Agoraphobie einsetzen können. Wenn Sie draußen sind und beginnen, sich unwohl zu fühlen, wissen Sie jetzt, was Sie dagegen tun können. Sie müssen keine gute Miene mehr zum bösen Spiel machen, Sie können anfangen, mit dem Problem umzugehen, und allein dadurch fühlen Sie sich schon besser. Sie hören damit auf, das Opfer zu sein, das passiv alles hinnimmt, was Ihr Körper sich einfallen läßt. Sie können anfangen, die Kontrolle zu übernehmen.

Der andere Grund ist weniger offensichtlich, und er folgt aus dem, was Sie über Ihre Symptome gelernt haben. Sie erinnern sich vielleicht, daß wir lange und ausführlich über die Symptome einer Agoraphobie nachgedacht haben, um Ihnen die Möglichkeit zu geben, sich über Abläufe bewußt zu werden, die sich bis zu diesem Zeitpunkt meist unbewußt abgespielt hatten. Sich klarzumachen, was mit Ihnen passiert, war ein Anfang. Wenn Sie lernen, entspannt zu sein und langsam zu atmen, werden Sie eher merken, wann Sie sich verspannen und zu hyperventilieren beginnen. Damit können Sie mit Ihren Problemen früher und besser umgehen und kritische Situationen bereits im Vorfeld entschärfen, bevor sie Ihnen aus der Hand gleiten. Auch hier kommt es wieder darauf an, daß Sie die Kontrolle haben.

Diese Techniken zu lernen, ist ein Anfang, und diesen Anfang können Sie zu Hause machen, wo Sie sich sicher fühlen. Was wir nun tun müssen, ist, darüber nachzudenken, wie Sie es schaffen können, sich aus der Sicherheit Ihres Zuhauses herauszuwagen und mit der realen Welt umzugehen.

Die wichtigsten Punkte

- Lernen, sich zu entspannen und zu atmen, ist ein wichtiger erster Schritt.
- Sie können Entspannungs- und Atemtechniken benutzen, wenn Sie in schwierigen Situationen sind.
- Entspannungstechniken helfen Ihnen, die Verantwortung und Kontrolle wiederzuerlangen.
- Das Erlernen wirklicher Entspannung hilft Ihnen zu spüren, wann Sie beginnen, sich zu verspannen.

5.
Der Ausweg aus der Angstspirale

Es ist wirklich sehr seltsam, daß die Welt ein solch bedrohlicher Ort sein kann. Es hat den Anschein, daß alle anderen ohne die geringsten Probleme durch die verschiedensten Situationen gehen, während jemand, der oder die an Agoraphobie leidet, sich in genau den Situationen isoliert und voller Angst fühlen kann, die andere aktiv genießen.

Jede Agoraphobie ist anders. Für manche Menschen ist es unmöglich, überhaupt nach draußen zu gehen, für andere ist es eine bestimmte Situation, die schwierig oder scheinbar nicht zu bewältigen ist. Der Unterschied zwischen den unbefangenen, entspannten Menschen und den angespannten, phobischen ist wie der Unterschied zwischen Tag und Nacht. Und so glauben agoraphobische Menschen, daß niemand ihre Probleme jemals verstehen oder sich vorstellen kann, was es heißt, kurz vor einem Zusammenbruch zu stehen. Auch für Sie sieht es vielleicht so aus, als ob Sie in einer anderen Welt lebten, einer seltsamen Welt, aus der Sie niemals mehr in die normale Welt hineinkommen könnten.

Die menschliche Wahrnehmung der Welt ist auf falschen Vorstellungen aufgebaut. Es mag zwar Menschen geben, die keine Vorstellung davon haben, was es heißt, in der Öffentlichkeit unter Nervosität und Angstsymptomen zu leiden, aber es sind wenige. Die meisten Menschen haben in der einen oder anderen Situation schon einmal Angst gehabt. Vielleicht hatten sie eine Rede zu halten, oder sie haben jemanden um ein Rendezvous bitten wollen, möglicherweise sollten sie irgendwo hinaufklettern, oder sie erlebten die Angst vor Hunden. Phobische Gefühle sind etwas, was die meisten Menschen kennen und bereits erfahren haben, aber es wird kaum darüber geredet, so daß niemand weiß, in welchen Situationen andere leiden. Wissen andere überhaupt, worunter Sie leiden?

Hier gibt es einen großen Anpassungsdruck. Dieser ist Teil unseres sozialen Verhaltens, denn wir sind soziale Wesen, was bedeutet, daß Menschen höchst selten in aller Öffentlichkeit zusammenbrechen oder ihre Gefühle zeigen. Obwohl diese Dinge im Privaten verborgen bleiben, kann sicher davon ausgegangen werden, daß solche Erfahrungen häufig sind, denn Phobien oder phobische Reaktionen sind nicht nur wesentlich für das Überleben von Menschen, sondern für alle Lebewesen.

Phobien

Die »Fluchtreaktion«, die ich bereits erwähnt hatte, hat unsere Vorfahren über Generationen davor bewahrt, in Raubtierfängen zu landen. Die Fähigkeit, Gefahren wahrzunehmen und auf sie zu reagieren, ist in unsere Physiologie eingebaut – jeder und jede kennt die Reaktion von Hunden, die vor krachenden Feuerwerkskörpern fliehen, oder das Verhalten von Pferden, die vor einer Papiertüte oder einem Kanaldeckel scheuen. Tiere sind von diesen automatischen Reaktionen in größerem Maß abhängig als wir, sie haben also auch ihre Phobien. Tatsächlich sind phobische Reaktionen nicht so schwierig zu verstehen, wie es den Anschein hat. Schwierig zu verstehen ist lediglich, wie wir dazu kommen, bestimmte, ziemlich normale Situationen als bedrohlich wahrzunehmen.

Aber nicht einmal das ist so schwierig zu verstehen. Wir leben nicht mehr in einer Welt, die von fleischfressenden Dinosauriern bevölkert ist. Unser Überleben hängt von verschiedenen Dingen ab, und Davonlaufen ist dafür längst nicht mehr so wichtig, wie es früher einmal war. Wir haben ein intellektuelles Konzept von der Welt, und die uns drohenden Gefahren können sowohl intellektueller als auch physikalischer Natur sein. Dies bedeutet, daß Ideen bedrohlicher sein können als reale Situationen. Unsere Phobien sollten uns nicht mehr länger peinlich sein. Sie sind logisch und verständlich, und eine Phobie davor, sich den realen oder subjektiv wahrgenommenen Gefahren eines öffentlichen Ortes auszusetzen, ist ziemlich logisch. Wenn Sie früher gelebt hätten, wären Sie vielleicht nicht gerade ein besonders furchtloser Jäger oder eine furchtlose Jägerin gewesen, aber Sie hätten überlebt, und das ist doch wohl die Hauptsache. Und eines ist sicher: Sie sind immer noch fähig zu überleben. Sie sind bisher Ihre Frau oder Ihren Mann gestanden, und das werden Sie auch weiterhin tun.

Wie entwickelt sich eine Phobie?

Zu verstehen, wie sich eine Phobie entwickelt, ist wesentlich für ihre Überwindung. Eine phobische Reaktion ist erlernt, nicht bewußt allerdings, sondern körperlich erlernt, um auf Streß reagieren zu können. Wie kommen wir dazu, einen Supermarkt als eine streßauslösende Situation zu identifizieren? Das ist schwieriger zu erklären, aber es hat den Anschein, daß unsere »Fluchtreaktion« durch ganz kleine Ereignisse ausgelöst wird, durch etwas Unangenehmes, etwas, was die Ausschüttung von Adrenalin auslöst. Vielleicht sind das zufällig mehrere solcher Ereignisse, und möglicherweise treten sie gerade dann auf, wenn wir sowieso gestreßt sind, unser Adrenalinspiegel bereits erhöht ist und deshalb wesentlich schneller eine Reaktion auszulösen vermag. Wir assoziieren dann die durch Adrenalin ausgelöste Reaktion mit der Situation, in der wir uns befinden, und erwarten geradezu, daß wir uns jedesmal in dieser Situation schlecht fühlen werden. Wir fürchten uns vor den Symptomen, die wir in dieser Situation empfinden, und diese Furcht produziert noch mehr Symptome. Damit haben wir die phobische »Abwärts-Spirale« entwickelt.

Eine Phobie ist ein erlerntes Phänomen, und wir können den

Weg, wie wir lernen, diese Symptome zu entwickeln, mit dem folgenden Diagramm darstellen. Wir können sehen, wie eine schlechte Erfahrung zu Symptomen führt und wie wir in einen Strudel hineingezogen werden, aus dem es scheinbar kein Entrinnen mehr gibt. Jede Spirale kann aber auch ganz anders gesehen werden, sie kann ebenso zu einer Aufwärts-Spirale werden, und das ist genau der Prozeß, in dem Sie jetzt sind.

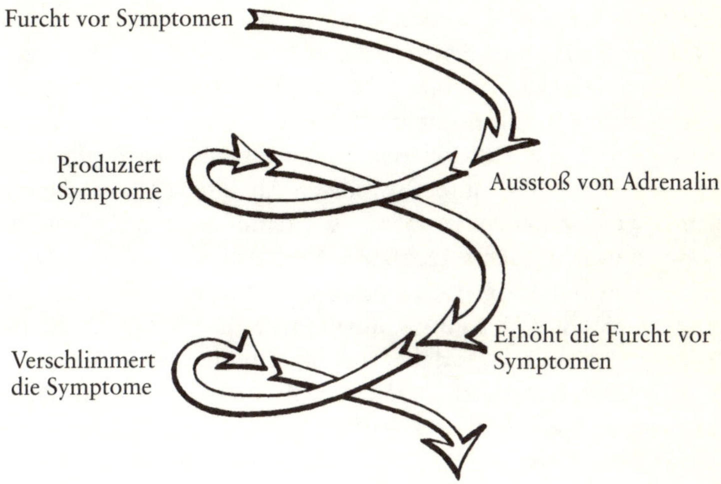

Sie können sehen, wie eine schlechte Erfahrung zur Produktion von Adrenalin führt und damit automatisch und unwiderruflich dieselbe Situation das nächste Mal zu einer noch schlimmeren Erfahrung werden läßt.

Der Weg nach vorne

Es ist klar, daß Sie diese Situation in den Griff und damit unter Kontrolle bekommen müssen und daß Sie sie für sich anstatt gegen sich arbeiten lassen müssen, wie es bisher der Fall war.

Der Schlüssel dazu liegt in der Tatsache, daß Ihre durch Adrenalin hervorgerufene Reaktion erlernt ist. Ihr Körper hat ganz einfach die falschen Lektionen gelernt. Ihre Reaktion auf jede bedrohliche Situation ist konditioniert, eine reflexartige Antwort, über die Sie keine Kontrolle haben – zumindest zur Zeit. Diese automatische Reaktion ist von Ihrem Körper so gelernt worden, wie es das Diagramm der Abwärts-Spirale zeigt. Wenn aber eine Reaktion gelernt werden kann, kann sie doch sicher auch wieder »verlernt« werden? Natürlich kann sie das.

Was wir jetzt tun müssen, ist, mit dem Prozeß des Umerziehens zu beginnen. Wir müssen unserem autonomen Nervensystem bewußt und mit Bedacht beibringen, in einer angemesseneren Art und Weise zu reagieren. Es hat die falschen Reaktionen durch eine Kette von unterschwelligen Abläufen gelernt, die uns nicht bewußt waren. Wie können wir damit beginnen, diese Reaktionsmuster wieder zurechtzurücken? Auf welche Weise können wir eine Situation erzeugen, die es uns erlaubt, auf eine Party, in ein Stadion, in einen Supermarkt oder einfach auf die Straße zu gehen und uns dabei entspannt und wohl zu fühlen?

Tatsächlich haben wir bereits einen Anfang gemacht. Vieles von dem, was weiter oben angesprochen wurde, dient zur Erreichung dieses Zieles. Ihr Angst-Tagebuch, die Entspannungs- und Atemübungen haben unter anderem den Zweck, Ihnen Ihre Problematik bewußt zu machen. Wenn Sie mit diesen Übungen gearbeitet haben, dann werden Sie schon in der Lage sein festzustellen, wann Ihre Symptome auftreten, wann Sie angespannt sind, und was dazu führt, daß Sie sich unwohl fühlen.

Ihre Reaktionen passieren nicht mehr einfach automatisch, und wenn Sie Ihre Atem- und Entspannungsübungen ernst nehmen, dann werden Sie auch damit anfangen können, Ihre Symptome in kritischen Situationen zu kontrollieren. Wenn Sie Ihre Symptomatik bessern können, und sei es auch nur ein kleines bißchen, verlangsamen sie die Geschwindigkeit der Spirale und üben bereits etwas Kontrolle aus.

Das heißt nicht, daß Sie Ihre Symptome auf einen Schlag loswerden, es geht zunächst nur darum, ihre Heftigkeit zu dämpfen und Ihnen so Selbstvertrauen zu geben. Wenn Sie mehr Vertrauen in sich selbst haben, wird sich Ihre Symptomatik abschwächen, und es wird Ihnen in kritischen Situationen in der Öffentlichkeit bessergehen. Das wird wiederum Ihr Selbstbewußtsein erneut steigern, und dieses verbessert dann wieder Ihre Symptomatik. Können Sie erkennen, daß wir die Abwärts-Spirale herumgedreht haben und uns nun nach oben statt nach unten bewegen? Bevor wir das tun, lassen Sie uns nochmals einen etwas anderen Blick auf die Abwärts-Spirale werfen, wobei diesmal einige Faktoren hinzukommen, die Ihr Problem verschlimmern.

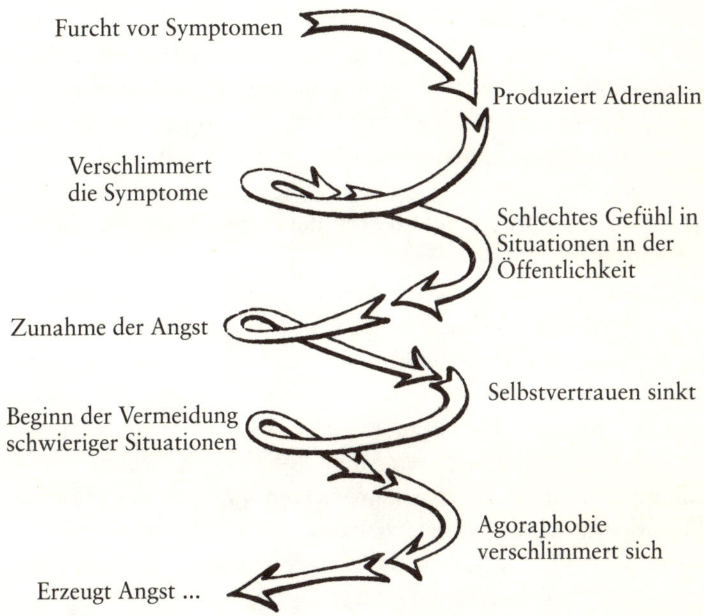

Hier wurde hinzugefügt, daß die Erfahrung der Symptome unser Selbstvertrauen vermindert und so eine Verschlimmerung der Angstsymptome bewirkt. Das wiederum löst Unwohlsein aus, so daß wir uns in der Öffentlichkeit schlecht fühlen und seltsam benehmen. Wir konzentrieren uns nicht, deshalb wirken wir unentschlossen. An der Kasse fummeln wir umständlich unser Geld aus dem Geldbeutel, sagen vielleicht dumme Sachen oder halten uns sogar an der Wand fest. Das alles ist Teil der Abwärts-Spirale, aber wir können diese Mechanismen zu einem Teil der Aufwärts-Spirale machen. Wie können wir die Spirale herumdrehen?

Einen Anfang machen

Wenn Ihnen das alles kompliziert vorkommt, seien Sie unbesorgt. Das bedeutet nichts anderes, als daß es viele Dinge gibt, die Sie tun können, um Ihr Leben zu verändern. Möglicherweise hatten Sie bisher das Gefühl, in einer hoffnungslosen Situation zu sein, gefangen in Ihrer Agoraphobie. Tatsächlich ist Ihre Agoraphobie nur ein kleiner Teil Ihres Lebens, zugegebenermaßen ein Teil, der aus den Fugen geraten ist, aber Sie haben viele Mittel, dagegen anzugehen. Sie sollten einfach akzeptieren, daß Ihre Situation momentan so und nicht anders ist und dabei nicht den Mut verlieren.

Die Mittel, die Sie einsetzen können, sind tägliche Übungen, das Führen des Angst-Tagebuches und kleine Veränderungen in Ihren alltäglichen Gewohnheiten. Wenn Sie dies alles tun, werden Sie Ihr Leben entscheidend verändern. Das ist keine Zauberei, außer Ihrer Entschlossenheit ist nichts vonnöten.

Was Sie tun müssen, ist, der Abwärts-Spirale an jedem nur erdenklichen Punkt etwas entgegenzusetzen, unter Anwendung aller Methoden, die Sie beherrschen. Sie müssen die Spirale so annehmen, wie sie ist, sie studieren, sie genau kennen, an ihr arbeiten und sie besiegen. Es ist wichtig, daß Sie Ihre Symptome verstehen und vor allem die körperlichen Zusammenhänge, die sie verschlimmern. Dadurch erscheinen sie Ihnen nicht mehr so furchterregend. Außerdem müssen Sie Ihre Entspannungs- und Atemtechniken anwenden, um Ihre Symptome abzuschwächen. Damit übernehmen Sie wieder die Kontrolle über Ihren Körper. Wenn Sie auch nur ein kleines bißchen das Gefühl haben, daß Sie hier etwas bewirken können, wird Ihr Selbstvertrauen steigen, und das wird Ihre Symptomatik verringern. Außerdem werden Sie sich in der Öffentlichkeit sicherer fühlen, wodurch Ihr Selbstvertrauen weiter zunimmt und so weiter.

Wenn Sie sich auf die Dinge konzentrieren, die wir bereits erörtert haben, und regelmäßig daran arbeiten, werden Sie feststellen, daß das schreckliche Angstgefühl, diese permanente Furcht, die Ihr Leben dominiert und einschränkt, auf ein erträgliches Maß zurückgeschraubt wird. Möglicherweise können Sie sich das noch nicht vorstellen. Sie haben vielleicht vergessen, wie es war, bevor Sie Ihre Agoraphobie entwickelt haben, aber je weiter Sie kommen, um so mehr werden die Erinnerungen daran wach, und Sie können wieder lachen. Dieser starre, angespannte Gesichtsausdruck, den Sie in der Öffentlichkeit aufsetzen mußten, wird eine Sache der Vergangenheit sein, vorbei und vergessen für immer. Noch aber gibt es einiges zu lernen.

Wenn Sie zu denjenigen gehören, die ihre Wohnung überhaupt nicht verlassen können, wird Ihnen aufgefallen sein, daß ich Ihnen diese Aufgabe bisher nicht gestellt habe. Genauso verhält es sich mit denjenigen unter Ihnen, die bestimmte Situationen nicht meistern können. Auch hier habe ich bisher nicht verlangt, daß Sie sich in diese Situationen begeben sollten. Leider wird das aber noch auf Sie zukommen: Sie sollen damit beginnen, sich in schwierige Situationen zu begeben. Von nun an werden wir uns hier vor allem damit befassen, wie Sie an solche Dinge herangehen, d.h., wie Sie mit schwierigen Situationen umgehen, wie Sie durch Krisen kommen und wie Sie Ihre neu erworbenen Kenntnisse umsetzen und anwenden können. Die Grundlinie meiner Aufführungen lautet, daß Sie sich wirklich in Situationen begeben müssen, die Sie als schwierig empfinden, wenn Sie Ihre Probleme überwinden wollen. Dies gebietet schon der gesunde Menschenverstand. Es ist ganz klar, daß Sie Ihre Probleme nicht vom Sofa aus lösen können, dann urplötzlich geheilt aufstehen und in die Welt hinausgehen. Das wäre viel zu einfach.

Die Kunst der Bewältigung Ihrer Agoraphobie besteht darin, daß Ihnen der Umgang mit schwierigen Situationen so leicht wie möglich gemacht wird, zumindest so leicht, daß es für Sie möglich ist, damit umzugehen. Wenn Sie sich einfach so nach draußen und in die für Sie schlimmste Situation begeben würden, hätten Sie kaum eine Chance, sie erfolgreich zu bewältigen. Und dies würde dazu führen, daß sich Ihre gesamte Problematik verschlimmern würde.

Vermeidung

Bevor wir uns den Details zuwenden, gibt es noch einen wichtigen Punkt zu klären. Denn je mehr Sie über die körperlichen Aspekte Ihrer Agoraphobie wissen, bevor Sie daran gehen, sie zu überwinden, um so leichter wird es für Sie. Befassen wir uns mit dem Vermeidungsverhalten, und dies bedeutet, daß Sie sich erneut Ihrem Angst-Tagebuch zuwenden. Wenn Sie an Agoraphobie leiden, neigen Sie mit Sicherheit dazu, einige der für Sie schwierigen Situationen zu vermeiden. Jeder Mensch vermeidet die eine oder andere schwierige Situation, das ist menschlich – schließlich wissen wir alle um unsere Grenzen –, aber es ist doch wahrscheinlich, daß Sie auch solche Situationen vermeiden, die für andere Personen leicht zu bewältigen sind und unbedrohlich erscheinen.

Möglicherweise sind Sie völlig an Ihre Wohnung gebunden und vermeiden es, vor die Haustür zu gehen. Oder Sie vermeiden die Benutzung von öffentlichen Verkehrsmitteln, unter Umständen auch das Einkaufen oder Kino- und Theaterbesuche. Es ist aber auch denkbar, daß Ihr Vermeidungsverhalten subtiler ist – so gehen Sie vielleicht nur mit Ihrem Partner oder Ihrer Partnerin in den Supermarkt, um nicht alleine gehen zu müssen. Möglicherweise vermeiden Sie es auch, anderen Menschen in die Augen zu schauen oder mit ihnen zu plaudern. Es kann sein, daß Sie hervorragende Ausreden für Ihr Vermeidungsverhalten haben, aber wenn Sie irgendeiner Situation aus irgendeinem Grund ausweichen, sollten Sie sich darüber im klaren sein und ehrlich mit sich selbst umgehen.

Sie müssen alles über die Situationen wissen, die Sie vermeiden – welcher Art sie sind, wo sie sich abspielen und warum.

Möglicherweise meiden Sie bestimmte Orte, weil dort viele Menschen sind, oder Sie versuchen, das Haus, in dem ein Freund oder eine Freundin wohnt, nicht zu betreten, weil Sie eine Tierphobie haben und in dem Haus ein Hund oder eine Katze lebt. Wenn Sie noch nie über Ihr Vermeidungsverhalten nachgedacht haben, so tun Sie das jetzt. Und denken Sie nicht nur darüber nach, sondern schreiben Sie es auf. Machen Sie sich eine Liste mit allen Dingen, um die Sie einen Bogen machen. Aber auch das reicht noch nicht aus. Nehmen Sie Ihr Angst-Tagebuch eine Woche lang mit, wo immer Sie hingehen, und schreiben Sie sich ganz genau auf, was Sie vermeiden. Wenn Sie es zum Beispiel verhindern wollen, bei einer Versammlung in der ersten Reihe zu sitzen, obwohl Sie es eigentlich sollten, schreiben Sie es auf. Oder wenn Sie in der Kantine einen Tisch meiden, weil Sie die Gegenwart einer bestimmten Person als schwierig empfinden, dann schreiben Sie es auf.

Wenn Sie ein detailliertes Bild über Ihre gesamte Problematik haben, müssen Sie auch mit dem Vermeidungsverhalten aufhören. Dies gehört dazu, um wieder normal leben zu können – das ist Ihr Ziel, und dieses Ziel werden Sie auch erreichen. Wie alles andere in diesem Buch werden wir auch dieses Problem langsam angehen, weil es unsinnig wäre, einfach über Nacht damit aufzuhören, schwierige Situationen zu meiden, selbst wenn das möglich wäre. Wir müssen die Sache ganz locker angehen, uns langsam Lösungen dafür erarbeiten, aber zuallererst müssen wir wissen, was unser Problem ist. Und dieses Wissen sollte möglichst detailliert sein. Sie können kein Problem lösen, das Sie nicht verstehen.

Der Grund unserer Konzentration auf Ihr Vermeidungsverhalten besteht darin, daß Sie Ihre Agoraphobie nur dann überwinden können, wenn Sie damit aufhören, schwierigen Situationen aus dem Weg zu gehen. Denn das Vermeiden ist es, was Ihre Agoraphobie am Leben hält und ihr immer wieder neue Nahrung liefert. Sie können schwierigen Situationen zwar sehr häufig ausweichen, aber Sie können nicht sicher sein, daß Ihnen das *immer* gelingt. Und es ist gerade die Angst davor, in eine bedrohliche Situation zu geraten, die Ihren Adrenalinspiegel immer wieder in die Höhe treibt. Sie müssen mit absoluter Sicherheit wissen, daß Sie mit jeder Situation zurechtkommen, in die Sie geraten könnten, ganz egal, wie schlecht es Ihnen dabei gehen mag. Wenn Sie dieses Selbstvertrauen haben, dann werden Sie Ihre Agoraphobie besiegt haben. Sie haben dann selbst wieder die Verantwortung für Ihr Leben übernommen. Aber dies wird Ihnen nicht gelingen, wenn Sie nicht das Problem des Vermeidens lösen.

Mit diesem Problem und mit allen anderen können Sie fertig werden, wenn Sie es auf die richtige Art und Weise anpacken, und zwar in kleinen Schritten, die nicht bedrohlich sind. Ich verlange von Ihnen nicht, etwas zu tun, was Sie zu schwierig finden könnten, einfach weil das unsinnig wäre. Sie würden wieder einen Adrenalin-Ausstoß haben und damit eine Verschlimmerung der Symptome. Statt dessen werden Sie mit List und Tücke an Ihre Probleme herangehen.

Möglicherweise finden Sie dieses Tagebuchführen und Erstellen von Listen langweilig und öde, aber Sie müssen sich selbst davon überzeugen, daß es sich lohnt. Denn auf diese Weise gelingt es Ihnen, Wissen über sich selbst zu erlangen, etwas über sich selbst zu erfahren, was Sie bislang nicht wußten. Sie sind in Ihre Agoraphobie hineingeraten, sind vielleicht schon lange gefangen in Ihren persönlichen Problemen, und nun ist es an der Zeit, daß Sie einen objektiven Blick auf Ihre Lage werfen und die Ursachen Ihrer Schwierigkeiten aufdecken. Wenn alles klar und offen vor Ihnen liegt, können Sie verstehen, wie die Mechanismen Ihrer Angst funktionieren. Sie können erkennen, was das Problem ist, wann Sie damit wie fertig geworden sind und wo Sie in der Vergangenheit gescheitert sind. Sie werden Mittel und Wege gefunden haben, mit Ihrer Situation umzugehen, aber möglicherweise haben Sie die falschen Antworten darauf gefunden. Ein Problem zu vermeiden ist keine Antwort, es ist lediglich eine Notlösung, und wir versuchen hier, ein richtiges Heilmittel zu finden.

Fahren Sie damit fort, sich Notizen darüber zu machen, wie Sie Ihr Leben bewältigen. Versuchen Sie auch weiterhin, sich über alles immer deutlicher bewußt zu werden, und schämen Sie sich nicht für das, was Sie herausfinden. Sie wollen mehr, als nur aus Ihrer Agoraphobie herauskommen, Sie wollen Ihr Leben in jeder Hinsicht verbessern, und das wird ein Nebeneffekt sein, wenn Sie sich mit Ihrer Agoraphobie auseinandersetzen. Sie wollen sozial kompetent sein, das heißt, Sie wollen in beruflichen und gesellschaftlichen Situationen locker bleiben und in der Lage sein, sich mit Menschen zu treffen und für eine gelöste Atmosphäre zu sorgen. Vielleicht ist es auch wichtig für Sie, Interviews geben zu können und Versammlungen zu leiten. Mit einem Wort: Es ist wichtig für Sie, die Qualität Ihres Lebens zu erhöhen.

Ein kleiner Schritt

Ein so selbstbewußter, entspannter und erfolgreicher Mensch zu sein, mag von der Warte einer furchtsamen Person aus gesehen, die Angst davor hat, die Wohnung zu verlassen, Einladungen zu Parties ausschlägt, sich aus jeder gesellschaftlichen Runde zurückzieht und sich in der Öffentlichkeit nie wohl fühlt, fast unerreichbar erscheinen. Wenn Sie sich in diesen Situationen sehr unbehaglich fühlen, dann denken Sie vielleicht, daß Sie niemals ein so lockerer und entspannter Mensch sein werden, wie Sie gerne möchten; aber es gibt keinen Grund, warum Sie es nicht sein sollten. Es ist nur eine schmale Trennungslinie, die die entspannten Menschen von den verkrampften scheidet. Denken Sie daran, daß dieser Unterschied nur von einer Sache abhängt, nämlich von der Menge des Adrenalins, das zwei kleine Drüsen in Ihrem Körper produzieren. Wenn Sie den Adrenalinspiegel in Ihrem Blut kontrollieren können und Ihre Atmung zu beeinflussen in der Lage sind, werden Sie leben können wie jeder und jede andere auch.

Sie können diese Trennlinie überschreiten, und es ist nur ein sehr kleiner Schritt, den Sie tun müssen. Dabei müssen Sie allerdings systematisch vorgehen, aber das Wichtigste ist, daß Sie es wirklich wollen, denn wenn Sie es wollen, dann können Sie es auch schaffen. Wenn Sie allerdings Ihre Agoraphobie als eine Entschuldigung dafür benutzen, daß Ihnen die Dinge nicht gelingen, die Sie erreichen wollten, dann werden Sie diese Grenze nicht überschreiten. Aber wenn Sie Ihre Agoraphobie wirklich überwinden wollen, dann wird Sie nichts aufhalten.

Die wichtigsten Punkte

- Agoraphobie ist ein erlernter Zustand.
- Jede Phobie kann wieder »verlernt« werden.
- Gehen Sie gegen Ihre Agoraphobie in jeder nur erdenklichen Weise an.
- Finden Sie heraus, welche Situationen Sie vermeiden.
- Wenn Sie schwierige Situationen vermeiden, verschlimmern Sie Ihre Agoraphobie.

6.

Lernen, mit dem Problem umzugehen

Wenn Sie draußen in der Öffentlichkeit sind, fühlen Sie sich vielleicht so, als würden Sie in einem Boot mit einem Leck sitzen und auf einem von Haien bevölkerten Meer treiben. Das ist kein angenehmes Gefühl, und es ist schwierig, in einer solchen Situation noch Selbstvertrauen zu haben. Alles, was Ihnen begegnet, wirkt fremd und bedrohlich auf Sie, und was Sie wirklich wollen, ist, zurück aufs sichere Festland zu kommen – Ihre Wohnung – und das sobald wie möglich.

Sie haben nun schon genügend Informationen über Ihr Problem gesammelt, und dieses Wissen ist der Schlüssel, um einen Ausweg zu finden. Jede Agoraphobie verläuft anders, auch wenn die Grundzüge sich gleichen, und es ist Ihr spezielles Problem, das Sie lösen müssen. Manche Menschen sind durch Ihre Agoraphobie so an Ihre Wohnung gefesselt, daß es Ihnen einfach nicht möglich ist, das Haus zu verlassen. Bei anderen sieht es wiederum so aus, als hätten sie lediglich kleinere Schwierigkeiten in bestimmten Situationen, aber auch diese Schwierigkeiten schränken ihr Leben möglicherweise ernsthaft ein, verhindern ihr berufliches Vorankommen oder lassen Reisen zu einem echten Problem werden.

Es ist jetzt an der Zeit weiterzukommen, die Fesseln abzustreifen und die entscheidenden Schritte zu tun. Ich hoffe, Sie sind entsprechend vorbereitet, haben die Entspannungsübungen so gut Sie können gelernt und geübt und haben sich mit Hilfe von Papier und Bleistift gründlich mit Ihrem Problem auseinandergesetzt. Ich hoffe außerdem, daß Sie darüber Bescheid wissen, was

Ihre Agoraphobie verschlimmert und welche Dinge und Situationen Sie vermeiden. Mit anderen Worten: Es geht darum, daß Sie die Werkzeuge an der Hand haben, um Ihr Problem zu besiegen. Jetzt ist der Zeitpunkt gekommen, an dem Sie tatsächlich damit anfangen müssen, sich in solche Situationen zu begeben, die Sie schwierig finden. Dabei müssen Sie vorsichtig zu Werke gehen und das Ganze schrittweise angehen, so daß Sie Ihre Ziele ohne zuviel Streß erreichen können. Das erfordert sorgfältiges Nachdenken und genaue Planung und, da es immer noch ein weiter Weg ist, natürlich auch Zeit.

Nach draußen gehen

Die Schwierigkeit, nach draußen zu gehen, ist etwas, was laut Lehrbuch jeder Mensch kennt, der an Agoraphobie leidet. Dabei kann bereits das Verlassen des Hauses als schwierig empfunden werden, oder das Problem besteht darin, daß Sie nicht an irgendwelchen Freizeitaktivitäten mit anderen teilnehmen können oder nicht in der Lage sind, einkaufen zu gehen. Sie werden wissen, was Sie für ein Problem haben.

Nach draußen zu gehen ist ein Ereignis für jemanden, der oder die an Agoraphobie leidet. Die meisten Menschen denken darüber überhaupt nicht nach, aber für Sie ist es schwierig und nicht selbstverständlich, nach draußen zu gehen. Es begleitet Sie dabei immer ein Gefühl von Unsicherheit, stets beschleichen Sie Zweifel, ob Sie es diesmal überhaupt schaffen werden, auch wenn Sie diese Situation schon viele Male gemeistert haben.

Um wirklich nach draußen zu gehen, müssen Sie drei verschiedene Stufen überwinden. Zuerst einmal die Stufe der Erwartung, auf der Ihnen klar wird, daß Sie irgendwohin gehen oder etwas Bestimmtes erledigen müssen. Das ist die Stufe der Furcht, das schreckliche Gefühl, daß etwas passieren wird und daß Sie nicht in der Lage sein werden, damit fertig zu werden, oder daß Sie sich in der Öffentlichkeit blamieren werden. Während dieser Phase werden Sie, auch wenn Sie zu Hause sind und sich eigentlich wohl fühlen, unangenehme Symptome verspüren. Die Stufe der Erwartung dauert so lange an, bis Sie das Haus verlassen.

Darauf folgt die Stufe des Hinausgehens, wobei es sich hierbei darum handeln kann, daß Sie zu einer Party gehen, einkaufen wollen oder – wenn Sie eine schwere Form der Agoraphobie haben – auch nur die Wohnung für einen Spaziergang verlassen wollen. Möglicherweise fühlen Sie sich auf dieser Stufe anders, weil Sie tatsächlich etwas tun, was Sie unter Umständen von den Symptomen ablenkt. Diese Stufe schließt auch den Zeitpunkt ein, an dem Sie mit den Menschen, die um Sie herum sind, Kontakt aufnehmen müssen.

Schließlich gibt es noch die dritte Stufe, wenn das eigentliche Ereignis stattfindet und Sie als Person in der Öffentlichkeit auftreten müssen. Dies ist möglicherweise sehr schwierig für Sie, insbesondere dann, wenn Sie sich an einem Ort aufhalten, der Ihnen unheimlich ist.

Diese drei Stufen müssen Sie vielleicht jeden Morgen bewältigen, wenn Sie zur Arbeit gehen, oder aber seltener, wenn Sie keinen zwingenden Anlaß haben, die Wohnung zu verlassen. Sie müssen jede dieser drei Stufen in den Griff bekommen und mit den Symptomen umgehen, die jedesmal auftreten. Um das zu schaffen, müssen Sie die Techniken anwenden, die Sie gelernt haben, aber Ihre Hoffnung besteht darin, viel mehr als nur die Kontrolle über die körperlichen Probleme zu erlangen, die mit dem Verlassen der Wohnung zusammenhängen. Nachdem Sie die unangenehmen Symptome kontrollieren können, wollen Sie sie auch gänzlich loswerden. Sie wollen die Spirale umdrehen, so daß sie nach oben weist, und damit beginnen, Ihr Selbstvertrauen zu entwickeln. Wenn Sie das tun wollen, brauchen Sie einen Plan.

Einen Plan erstellen

Wenn Sie auf ein Ziel hinarbeiten, ist es für Sie von großem Nutzen zu wissen, um welches Ziel es sich genau handelt. Der Zeitpunkt ist gekommen, an dem wir definieren, was wir erreichen wollen. Natürlich könnten wir jetzt einfach alles aufschreiben, aber ich habe etwas Besonderes vor. Sie sollen sich etwas aussuchen, was Sie gerne tun möchten, aber momentan noch schwierig finden, wozu Sie aber dennoch in der Lage sind. Es sollte etwas aus dem alltäglichen Leben sein. Vielleicht möchten Sie alleine zum Supermarkt gehen, ein Kino oder ein Theater besuchen, vielleicht würden Sie auch gerne mit einem Linienbus fahren. Natürlich ist auch einfach ein Spaziergang durch die Fußgängerzone denkbar. Es muß etwas sein, was im Bereich Ihrer Möglichkeiten liegt. Auf jeden Fall aber soll es sich um eine Sache handeln, die Sie momentan nicht ohne weiteres unternehmen können, obwohl Sie gerne dazu in der Lage wären.

Wenn Sie jetzt einfach so nach draußen gehen würden und diese Aufgabe erfüllen wollten, was auch immer es sei, würden die bekannten unangenehmen Symptome auftreten, und es wäre kein sehr schönes Erlebnis für Sie. Das kann es erst dann werden, wenn Sie die Entspannungs- und Atemübungen so gut geübt haben, daß Sie sie perfekt beherrschen. Wie können Sie diese schwierige Situation also meistern? Wenn Sie sich dazu zwingen, werden sich Ihre Symptome verschlimmern, gleichzeitig werden Sie es aber nie schaffen, wenn Sie die Situation vermeiden. Was also können Sie tun?

Nehmen Sie ein Blatt Papier zur Hand und schreiben Sie Ihre ganz spezielle Situation oben auf das Blatt. Ganz unten, am Blattende, notieren Sie sich eine Situation, die für Sie kaum bedrohlich ist. Dies kann zum Beispiel der Moment sein, wenn Sie an der Haustür stehen oder mit Ihrem Partner bzw. Ihrer Partnerin zur nächsten Straßenecke gehen. Vielleicht bereitet es Ihnen auch keinerlei Schwierigkeiten, mit dem Auto auf einer verkehrsreichen Straße zu fahren. Es kann also alles mögliche sein, aber es sollte sich um eine Situation handeln, die Sie als wenig unangenehm empfinden, auch wenn Sie nicht völlig unbefangen hineingehen können. Danach sollten Sie die Lücke zwischen diesen beiden Extremen mit vier oder fünf Situationen füllen, wobei Sie von unten nach oben Situationen mit steigendem Schwierigkeitsgrad aufschreiben.

Eine solche Liste wird als »Situations-Hierarchie« bezeichnet. Die einzelnen Situationen bilden eine Leiter mit steigendem Schwierigkeitsgrad, deren einzelne Sprossen Sie schrittweise erklimmen können. Jeder und jede wird eine andere Situations-Hierarchie haben, die mit den jeweiligen spezifischen Problemen zusammenhängt. Lassen Sie mich im folgenden zwei »Situations-Leitern«, wie sie auch genannt werden können, von zwei Personen mit Agoraphobie beispielhaft beschreiben. Zunächst aber lassen wir eine der beiden Personen zur Sprache kommen.

Linda

Ich fand es zunehmend schwieriger, überhaupt die Wohnung zu verlassen. Allein der Gedanke daran macht mich schon krank, und manchmal bin ich überhaupt nicht mehr in der Lage, nach draußen zu gehen. Ich bin sehr von meinem Mann abhängig, er erledigt den Großteil der Einkäufe, obwohl ich schon versuche, so oft wie möglich mitzugehen. Was ich gerne tun würde, ist, alleine zum Supermarkt zu gehen und einfach einzukaufen. Ich denke, die für mich am wenigsten schwierige Aufgabe wäre es, mit dem Hund am Abend hinauszugehen, wenn alles ruhig ist.

Das folgende Bild zeigt Lindas Situations-Leiter. Sie beginnt unten und zeigt in aufsteigender Reihenfolge immer schwierigere Situationen:

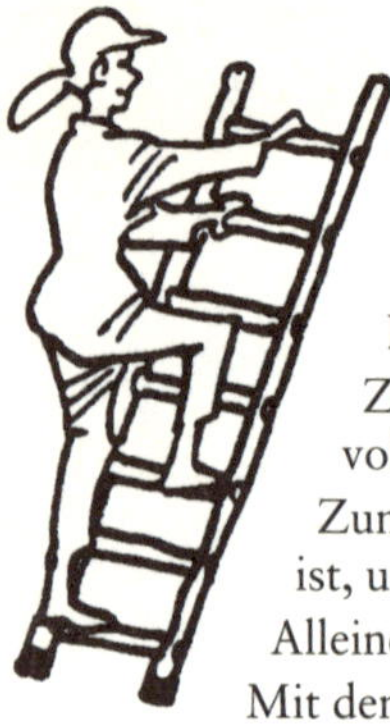

Alleine im Supermarkt einkaufen.

Zum Supermarkt mit jemandem zusammen gehen, wenn es voll ist.

Zum Supermarkt gehen, wenn es ruhig ist, und kurz dort bleiben.

Die Fußgängerzone zum Postamt entlanggehen.

Zum Tante-Emma-Laden um die Ecke gehen, wenn es voll ist, und ein paar Dinge kaufen.

Zum Tante-Emma-Laden um die Ecke gehen, wenn es leer ist, und etwas kaufen.

Alleine in Richtung Einkaufszentrum gehen.

Mit dem Hund abends spazierengehen.

Linda hat eine Situations-Leiter mit acht Sprossen gemalt, d.h., es sind acht Stufen, die sie bewältigen will. Mein anderer Patient war ein junger Mann namens Michael.

Michael

Es wird immer schlimmer. Mein soziales Leben leidet bereits darunter, und die Leute fangen auch schon an, etwas zu merken. Ich habe auf Parties panische Angst und gehe überhaupt nicht mehr in Discos. Ich kann den Lärm nicht ertragen. Ich bin dann immer sehr aufgeregt und könnte heulen, außerdem zittere ich am ganzen Körper. Früher bin ich oft ins Theater und ins Kino gegangen. Auch damit habe ich aufgehört, weil ich mich ganz schrecklich fühle, wenn es ruhig wird, auch wenn es sich nur um eine leise Stelle im Film handelt. Dann bekomme ich alle Symptome, auch das Gefühl, ich könnte schreien, was besonders unerträglich ist. Mein Selbstbewußtsein ist dahin. Das noch am wenigsten Schwierige für mich wäre der Besuch einer Kneipe, wenn sie leer ist, und ich denke, das Schlimmste ist für mich zur Zeit, zu einem klassischen Konzert zu gehen, insbesondere, wenn ein langsamer Satz gespielt wird.

Auch hier beginnen wir wieder mit der untersten Sprosse:

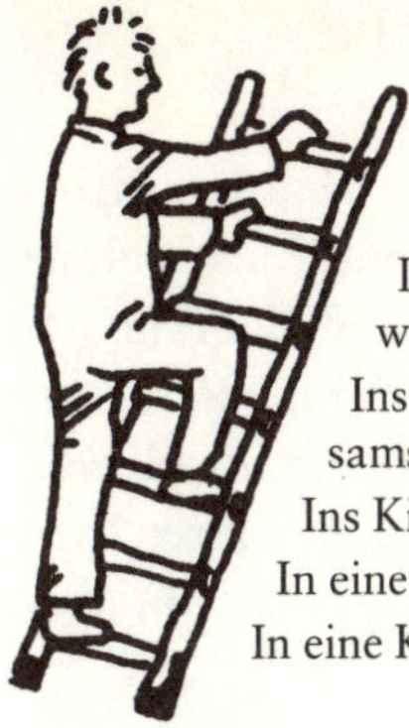

Ein klassisches Konzert besuchen.
Ins Theater o.ä. gehen, wenn viel los ist, mit Freunden.
Ins Theater oder zu einem kleinen Konzert gehen, wenn wenig los ist.
Ins Kino gehen, wenn es voll ist (normalerweise samstags).
Ins Kino gehen, wenn wenig los ist, mit einem Freund.
In eine Kneipe gehen, wenn es voll ist.
In eine Kneipe gehen, wenn dort wenig los ist.

Michaels Liste mit schwierigen Situationen unterscheidet sich von Lindas Aufstellung, und die Übungsmöglichkeiten für diese Situationen sind weniger leicht zu finden. Aber er hat seine spezifischen Probleme dargestellt, und nun kommt es darauf an, an ihnen zu arbeiten.

Planen Sie das weitere Vorgehen

Das Prinzip, das hinter dieser behutsamen Methode zum Umgang mit schwierigen Situationen steckt, ist ziemlich einfach und hat sich bewährt. Wenn Sie in langsamen Schritten vorangehen, dann ist die Wahrscheinlichkeit geringer, daß es zu einer Adrenalin-Ausschüttung kommt. Außerdem lernen Sie zunehmend, die Kontrolle über Ihre körperlichen Reaktionen zu behalten, wenn Sie zunächst die einfacheren Situationen üben, bevor Sie sich dann an die schwierigeren wagen. Das ist alles, was es dazu zu sagen gibt. Aber es wird nicht so einfach sein. Die Theorie ist einfach, die Praxis jedoch nicht; deshalb gebe ich Ihnen im folgenden ein paar Tips an die Hand, die Ihnen zum Erfolg verhelfen werden.

So bekommen Sie Ihre Symptome in den Griff

Zunächst einmal müssen Sie damit rechnen, daß an öffentlichen Orten Ihre Symptome auftreten werden. Niemand kann Ihnen garantieren, daß Sie in der Lage sein werden, die Wohnung zu verlassen und sich überall symptomfrei zu bewegen, aber darauf kommt es hier auch gar nicht an. Was Sie anstreben, ist, daß Sie in den Situationen, die Sie sich ausgesucht haben, mit Ihren Symptomen umgehen können, daß Sie lernen, mit Ihren Symptomen zu leben.

Wichtig ist, die Symptome zu kennen und vor allem zu wissen, daß sie Ihnen nichts antun können. Das ist wie mit dem Vermeidungsverhalten: Sie können nicht ständig mit der Furcht vor einem erneuten Adrenalin-Ausstoß leben, weil Sie allein durch Ihre Angst davor Ihren Adrenalin-Spiegel nur noch weiter nach oben treiben würden. Es ist die Angst vor der Angst, die Ihr Problem verursacht hat, und diese Angst wollen Sie jetzt loswerden.

Wenn Sie sich in die für Sie am wenigsten bedrohliche Situation begeben, werden bei Ihnen einige Symptome auftreten. Das wissen Sie. Sie wissen außerdem, daß diese Symptome körperlicher Natur sind und Ihnen nichts anhaben können. Ihnen ist weiterhin klar, daß niemand sonst von Ihren Symptomen etwas mitbekommt, außer Sie sagen etwas darüber oder fixieren sich völlig darauf. Sie müssen also keine Angst vor Ihren Symptomen haben, es sind einfach Quälgeister wie ein Bauchgrimmen oder ein leichter Zahnschmerz. Davon können Sie sich aber nur dann wirklich überzeugen, wenn Sie Ihre Symptome in der realen Situation wahrnehmen und sie mit Ihren Entspannungs-Übungen unter Kontrolle bringen. Und danach sollten Sie sich belohnen und das Gefühl genießen, daß Sie etwas erreicht haben. Wenn Ihnen das gelingt, dann dürfen Sie auf sich stolz sein, weil Sie das Ruder herumgerissen und nun Kurs auf Ihr Ziel genommen haben.

Vielleicht sorgen Sie sich, daß etwas passieren könnte, daß Sie beispielsweise eine Panikattacke erleiden, hinfallen oder gar sterben. Möglicherweise bekommen Sie eine Panikattacke, wenn Sie dazu neigen, aber wenn das tatsächlich passieren sollte, seien Sie froh, weil es Ihnen helfen wird, mit Ihren Symptomen in der realen Situation umgehen zu lernen. Und je öfter Sie das üben, um so leichter wird es Ihnen fallen. Übung macht zwar nicht gleich den Meister oder die Meisterin, aber durch ständiges Üben können Sie Ihre Symptome mildern und ihnen den Schrecken nehmen. Nach ein paar Wochen sollten Sie in der Lage sein, sich trotz einer möglichen Panikattacke mit jemandem zu unterhalten, ohne daß Ihr Gegenüber etwas von Ihrer Attacke mitbekommt. Sie werden Ihre Unterhaltung nicht einmal unterbrechen müssen, und wenn Sie dieses Stadium erreicht haben, ist die völlige Bewältigung Ihrer Agoraphobie nicht mehr fern.

Woher wissen Sie, daß Sie Ihre Agoraphobie wirklich überwunden haben? Es kann sein, daß Ihre Symptome völlig verschwunden sind, aber auch dann hat jeder Mensch in einigen extremen Situationen immer noch Angst. Praktisch bedeutet es das Ende Ihrer Agoraphobie, wenn Sie in den schlimmsten Situationen die schlimmsten Symptome bewältigen und in den einfacheren Situationen überhaupt nichts mehr spüren. Dann wissen Sie, daß Sie mit allem und jedem fertig werden und daß es Ihnen von nun an immer besser gehen wird.

Fangen Sie mit Ihrem Programm an

Dieser Punkt ist in vielerlei Hinsicht der schwierigste. Der Wille, die Agoraphobie zu überwinden, heißt nicht notwendigerweise, daß Sie automatisch ein Programm entwickeln und damit auch anfangen. Manche Menschen wollen abnehmen, sie wollen wirklich in Form kommen, wieder andere wollen mit dem Rauchen aufhören, und trotzdem schaffen sie es nicht. Es erfordert außerordentlich viel Willenskraft und eine Menge Unterstützung, außerdem einige Werkzeuge und Kniffe. Genauso schwierig ist es, an Ihrer Situations-Hierarchie zu arbeiten. Da gibt es viele Möglichkeiten, wieder einen Rückzieher zu machen, und

Ausreden aller Art, wie keine Zeit zu haben usw. Das müssen Sie sich bewußtmachen und versuchen, das Risiko solcher Rückfälle auf ein Mindestmaß herunterzuschrauben.

Ein Weg dazu ist, daß Sie jedesmal aufschreiben, wann Sie geübt haben, was Sie genau getan haben und wie lange Sie sich in die Situation begeben haben. Notieren Sie auch, wie schwer die Symptome waren und wie gut Sie damit fertig wurden. Bitten Sie Ihren Partner oder Ihre Partnerin, Sie dabei zu unterstützen und Sie daran zu erinnern. Mit einem Wort: Sie sollten alles dafür tun, daß Sie jeden Tag üben können.

Stellen Sie sicher, daß Sie ausreichend gelernt haben, mit einer Situation umzugehen, bevor Sie sich der nächsten zuwenden. Sie sollten sich nicht selbst testen, indem Sie sich sagen: »Ich fühle mich heute ganz in Ordnung, ich denke, ich gehe einfach mal zum Supermarkt.« Halten Sie sich an Ihren Plan. Wenn Sie eine schlechte Woche haben und nichts so recht klappen will, verzagen Sie nicht – gehen Sie einfach wieder eine Stufe zurück. Ich verwende in meiner Praxis viel Zeit darauf, Menschen zu ermutigen, weiter an ihren Problemen zu arbeiten, auch wenn der Fortschritt nur mühsam und manchmal auch entmutigend langsam ist. Das sind Sie sich selbst auch schuldig.

Stellen Sie sich die richtigen Aufgaben

Genauso schwierig wie das Weiterarbeiten an Ihrem Programm ist es, daß Sie sich die richtigen Aufgaben stellen. Es hat keinen Sinn, wenn Sie sich Aufgaben stellen, für die Sie zum Beispiel reisen müssen oder andere Menschen als »Mitspieler« brauchen. Ihre Situations-Leiter soll aus einer Liste mit Situationen zunehmender Schwierigkeitsgrade bestehen, die Sie jeden Tag üben können und die insgesamt auch nicht zu schwierig zu bewältigen sind. Wenn Ihr Problem darin besteht, auf die Straße oder in den Supermarkt zu gehen, dann sind das Situationen, die ohne großen Aufwand geübt werden können.

Michaels Situations-Hierarchie ist wesentlich schwieriger zu organisieren. Es dürfte zwar nicht weiter schwer sein, Kneipen in der Umgebung aufzusuchen, aber der regelmäßige Besuch eines klassischen Konzerts ist schon schwieriger zu arrangieren. Wenn es bei Ihnen ähnlich ist, versuchen Sie das Beste daraus zu machen. Häufiges und regelmäßiges Üben ist ganz wesentlich, also müssen Sie es sich so einrichten, daß das möglich ist. So sollte Michael regelmäßig daran arbeiten, volle Kneipen aufzusuchen und mit anderen Menschen zusammenzusein, und Konzerte immer dann zu besuchen, wenn es möglich ist.

Die Anwendung der Entspannungs-Übungen

Wenn Sie Schwierigkeiten haben, eine bestimmte Situation zu üben, können Sie sie zunächst im Geist durchspielen. Diese Form des Übens ist zwar weniger effektiv, aber dennoch besser als nichts. Möglicherweise haben Sie schon festgestellt, daß tatsächlich einige der unangenehmen Symptome schon dann auftreten, wenn Sie sich eine schwierige Situation ausdenken. Diese Imagination einer schwierigen Situation sollten Sie am Ende der Entspannungs-Übungen durchführen. Wenn Sie sich dann statt einer angenehmen, warmen Szenerie eine schwierige Situation vorstellen, werden die Symptome auftreten, und Sie haben die Möglichkeit, diese Symptome mit Hilfe Ihrer Entspannungs-Übungen ebenso unter Kontrolle zu bringen, wie Sie es auch in einer realen Situation tun würden.

Das wäre auch eine Möglichkeit für Michael. Wenn er es im Griff hat, mit der Kneipen-Situation zurechtzukommen, dann könnte er die Situation in klassischen Konzerten in seiner Vorstellung durchspielen. Die Entspannungs-Übungen sind auch eine Möglichkeit für eine Person mit sehr schwerer Agoraphobie, die sonst überhaupt nicht anfangen könnte. Sie können immer im Geiste üben, aber es muß der Tag kommen, an dem Sie sich in die reale Situation begeben – anders können Sie kein Selbstvertrauen aufbauen.

Desensibilisierung

Wenn Sie permanent kleinen Dosen eines Stoffes ausgesetzt werden, gegen den Sie allergisch sind, dann schwächt sich die allergische Reaktion allmählich ab. Der medizinische Fachbegriff hierfür ist Desensibilisierung. In der Psychologie wird der gleiche Begriff für einen sehr ähnlichen Prozeß benutzt. Die fortgesetzte Konfrontation mit einer Situation, die Sie als bedrohlich empfinden, wird die Heftigkeit Ihrer Symptome mildern – sie bessern sich tatsächlich.

Nehmen wir als Beispiel das Sprechen vor Publikum, etwas, was die meisten von uns als schwierig empfinden. Je häufiger Sie so eine Rede proben, um so leichter fällt Sie Ihnen dann, und um so weniger unangenehme Symptome tauchen vorher auf. Je mehr Sie vor Publikum sprechen, um so einfacher wird es, weil Sie sich an die Empfindungen gewöhnen, die auftreten, sobald Sie sich von Ihrem Stuhl erheben und mit Ihrer Rede beginnen. Sie wissen, daß Sie nicht zusammenbrechen und auch nicht stottern werden, weil Sie das nie tun.

Für Sie mag das Verlassen der Wohnung genauso schwierig sein wie das Reden vor Publikum, aber wenn Sie es immer und immer wieder üben, dann wird auch das immer weniger ein herausragendes Ereignis sein, und Sie gewöhnen sich an die auftretenden Symptome. Sie empfinden sie zunehmend als normal, und je weniger ernst und wichtig Sie sie nehmen, desto schwächer werden sie auch.

Hinter all dem steckt eine simple Logik, die genauso einfach zu verstehen ist wie Ihre Agoraphobie. Da ist kein Hokuspokus nötig. Sie brauchen keine Hypnose oder eine andere Behandlung. Alles, was Sie brauchen, ist Ihr gesunder Menschenverstand und Ihr Wille. Sie müssen systematisch daran arbeiten und dürfen keine Abkürzungen auf Ihrem Weg aus der Agoraphobie nehmen. Wenn Sie die Übungen regelmäßig praktizieren und sich an die Regeln halten, werden Sie am Anfang Riesenfortschritte machen. Mit der Zeit werden Ihre Schritte nach vorn etwas langsamer werden, und Sie werden vielleicht denken, daß Sie überhaupt nicht weiterkommen, aber wenn Sie dabeibleiben, werden Sie kontinuierliche Fortschritte machen. Sie werden feststellen, daß Sie mehr aus Ihrem Leben machen wollen, und dazu sind Sie dann auch in der Lage.

Die wichtigsten Punkte

- Wenn Sie schwierige Situationen üben, wird es leichter, mit Ihnen umzugehen.
- Richten Sie es sich so ein, daß Sie so oft wie möglich üben können.
- Üben Sie einfache Situationen zuerst.
- Gehen Sie in kleinen Schritten voran.
- Mit zunehmender Übung werden Ihre Symptome weniger belastend.
- Mit zunehmender Übung kehrt Ihr Selbstvertrauen zurück.

7. Neues Selbstvertrauen gewinnen

Bis hierher war es ein hartes Stück Arbeit. Die Entspannungs- und Atemübungen, das Führen eines Angst-Tagebuches, die Ausarbeitung Ihrer Situations-Hierarchie – das wirkt alles ein bißchen so, als würden Sie noch einmal die Schulbank drücken. Tatsächlich ist das Überwinden der Agoraphobie nichts anderes als ein Lernen und Üben, und insofern kehren Sie tatsächlich noch einmal in die Schule zurück. Dabei sollte Schule aber immer Spaß machen, und auch der Weg aus der Agoraphobie sollte ein erfreuliches und lohnendes Erlebnis sein.

Sie werden mit der Erkenntnis belohnt, daß Sie mehr können als Sie dachten, daß Sie auf Parties gehen können und es nicht nur überleben, sondern dabei auch noch Spaß haben. Eine der schlimmsten Begleiterscheinungen der Agoraphobie ist, daß sie Ihnen den Spaß an fast allen Dingen nimmt, die Sie tun wollen. Das Gefühl der Furcht, das ständige »Soll ich oder soll ich nicht?«, das jedes Ihrer Vorhaben begleitet, das unausbleibliche Unwohlsein vor und während der entsprechenden Situation und das Gefühl, am liebsten gleich gehen zu wollen – dies ist alles sehr unangenehm, und Sie haben es besser verdient.

Vielleicht haben Sie manchmal schon gedacht, daß dies alles wäre, was Ihnen das Leben zu bieten hat, aber hier haben Sie sich getäuscht. Das Leben kann interessant und lohnend für jeden von uns sein, und das gilt auch für Sie. Sie müssen wirklich daran glauben und danach streben, ganz egal wie alt Sie sind oder in welcher Lage Sie gerade stecken. Sie müssen vor allem Vertrauen haben, denn schließlich macht Vertrauen das ganze

Leben aus. Eines der Dinge, die zur Entwicklung Ihrer Agoraphobie geführt haben, ist der Verlust Ihres Selbstvertrauens gewesen. Vielleicht haben Sie sogar Vertrauen zu sich selbst und wissen, daß Sie genauso gut wie jeder oder jede andere auch sind, aber wenn es dann darum geht, dieses Selbstvertrauen in die Praxis umzusetzen, schmilzt es wie Schnee an der Sonne.

Der Verlust des Selbstvertrauens führt dazu, daß Sie in der Öffentlichkeit nicht so auftreten können, wie Sie wollen, und daß Sie sich selbst gegenüber ungerecht sind. Und wenn Sie dann am Abend nach Hause kommen, sind Sie entmutigt. Ein weiterer wichtiger Punkt, der zu Ihrem Problem beiträgt, ist Ihr möglicherweise besonders sensibles autonomes Nervensystem, das zu leicht erregbar ist. Ihr Adrenalin wird früher ausgeschüttet, als

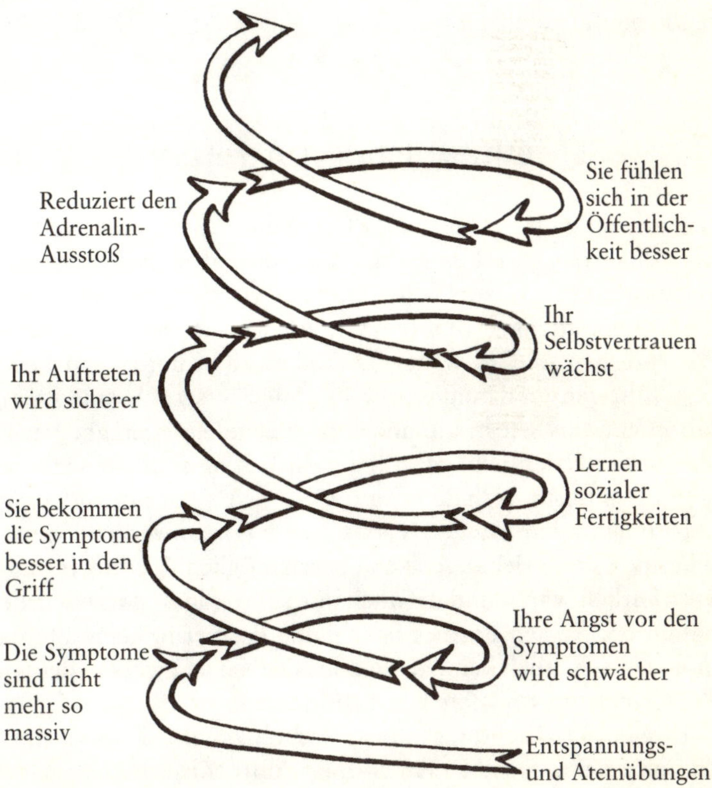

das bei anderen der Fall ist, und demzufolge entwickeln Sie auch früher Symptome.

Das ist ein physiologisches Problem, aber auch hier führt erst das Auftreten der Symptome in der Öffentlichkeit dazu, daß Sie sich nicht selbstbewußt geben können und weiter an Selbstvertrauen verlieren. Werfen wir noch einmal einen Blick auf die Abwärts-Spirale. Wie können wir ihr noch eine Wendung geben und sie in eine Aufwärts-Spirale verwandeln (s. S. 89)?

Wir haben bereits gesehen, daß Entspannungs- und Atemübungen den Schweregrad der Symptome reduzieren können und daß ständiges Üben die Häufigkeit der Symptome in den entsprechenden Situationen vermindert. Gibt es noch andere Ansatzpunkte, die Agoraphobie-Spirale zu knacken? Ja. Eine weitere Möglichkeit, in dieses System einzugreifen, ist das öffentliche Auftreten.

Öffentliches Auftreten

Die meisten von uns denken, öffentliches Auftreten hätte etwas mit Schauspielen auf einer Bühne zu tun, aber dies ist es nicht, auf was ich hier hinaus will. Ich meine vielmehr all das, was wir in der Öffentlichkeit tun, die Art, wie wir uns bewegen und wie wir sprechen und so weiter. Dies alles kann unter dem Begriff des Auftretens verstanden werden, oder besser: als eine Präsentation von uns selbst, um anderen zu gefallen. Niemand verhält sich in der Öffentlichkeit völlig natürlich und unbefangen. Wir verändern unser Verhalten für andere, wir sprechen anders und auch über andere Dinge als sonst, denn nur so werden Kommunikation und Beziehungen zu anderen möglich. Wenn wir immer ganz ehrlich wären und nie auch nur ein wenig flunkern würden, hätten wir keinen Partner oder keine Partnerin, keine Freunde und vielleicht auch keine Arbeit. Das Leben ist nichts anderes als ein permanentes Ausloten und Auftreten.

Es gibt eine Richtung in der Psychologie, die davon ausgeht, daß unser ganzes Leben ein einziger Auftritt ist und daß wir die ganze Zeit nur eine Rolle spielen. Die meisten von uns glauben aber doch daran, daß es Momente gibt, insbesondere im Privatbereich, wo wir wir selbst sind. Der springende Punkt hierbei ist nicht, daß wir uns in der Öffentlichkeit verstellen oder zu betrügen versuchen würden. Aber um zu kommunizieren und Beziehungen herzustellen, sind wir darauf angewiesen, ein öffentliches Gesicht zu haben. Diese »öffentliche Person« entwickelt sich über Jahre und ist genauso ein Teil von uns selbst wie alles andere auch – und genau das kann zu Ihrem Problem beitragen.

Wir haben gesehen, daß einige Aspekte der Agoraphobie, wie beispielsweise die Symptome, die Atemgewohnheiten und Verspannungen, gelernt sind. Sie haben diese Symptome entwickelt, schwierige Situationen vermieden, und so konnte sich die Agoraphobie ausbilden. Wenn sie jetzt hören, daß wir im Laufe unseres Lebens eine »öffentliche Person« entwickeln, vermuten Sie wahrscheinlich und auch zu Recht, daß Sie dabei die falschen Lektionen gelernt haben. Wenn Ihr Leben einmal aus dem Lot geraten ist, kann es sein, daß Sie auch ein unangemessenes »öffentliches Gesicht« entwickelt haben, und das kann wiederum weitere Probleme verursachen. Hier verhält es sich ganz genauso wie in anderen Bereichen: Wenn Ihr öffentliches Auftreten nicht stimmt, wenn Sie wissen, daß Sie ungeschickt sind, die falschen Sachen sagen und deshalb unzufrieden mit sich werden, sooft Sie mit anderen zusammen sind, dann verlieren Sie Selbstvertrauen und beschleunigen die Abwärts-Spirale noch mehr. Aber auch dagegen können Sie etwas tun. Sie können Ihr öffentliches Auftreten verbessern, und darüber sollten Sie nachdenken.

Wie Sie Ihr Auftreten verbessern

Wenn Sie sich immer wieder in die Situationen, die Sie als schwierig empfinden, hineinbegeben, wird Ihnen das helfen, Ihr Auftreten zu verbessern. Sie sollten aber mehr als das tun. Es ist wichtig, daß Sie herausfinden, welche Aspekte Ihres Auftretens Ihnen Probleme bereiten. Dann müssen Sie Techniken entwickeln, die Ihnen helfen, diese spezifischen Aspekte zu verbessern. Auftreten ist von großer Bedeutung, weil die Art, wie Sie sich selbst präsentieren, genau das ist, was andere von Ihnen wahrnehmen. Und wenn Sie wissen, daß die anderen Sie als eine nervöse, unsichere Person wahrnehmen, dann fühlen Sie sich auch so. Wenn Sie daran glauben würden, daß Sie von anderen als entspannter und selbstsicherer Mensch eingeschätzt werden, dann hätten Sie es in der Öffentlichkeit leichter. Auch hier gibt es einen Kniff, die Spirale herumzudrehen, so daß Sie sich besser und entspannter in der Öffentlichkeit bewegen können.

Sie müssen Ihr Auftreten überarbeiten und versuchen, entspannter zu wirken. Dazu brauchen Sie spezielle Techniken, und diese erfordern wieder Ihren Einsatz. Das haben Sie jetzt vielleicht nicht erwartet, aber denken Sie an das Resultat! Wenn Sie *wissen*, daß Sie gelassen wirken können, obwohl Sie sich schrecklich fühlen, mehr noch, daß die anderen Sie um Ihre ruhige Sicherheit beneiden, obwohl Ihnen gerade nicht wohl zumute ist, wieviel leichter wäre es dann für Sie, mit der Situation fertigzuwerden. Momentan denken Sie noch zuviel darüber nach, wie Sie auf die anderen Menschen wirken und ob sie merken, daß etwas nicht stimmt. Ich versichere Ihnen, daß Sie auf jeden Fall den gewünschten Eindruck hervorrufen können, egal in welcher Situation Sie sind.

Sie müssen nur den richtigen Anfang machen. Wo beginnen Sie? Nun, Sie haben bereits angefangen. Was ist mit Ihren Entspannungsübungen? Wenn Sie sie zu Hause beherrschen, dann können Sie sie auch in der Öffentlichkeit anwenden – überall, zu jeder Zeit. Dabei müssen Sie nicht alle Übungen von Anfang bis Ende durcharbeiten, wichtig ist, daß Sie versuchen, dieses Entspannungsgefühl zu erzeugen, und wenn Sie sich das zur Gewohnheit machen, dann kommt es bald von selbst. Sie müssen bewußt entspannen, so sollten Sie z.B. darauf achten, entspannt zu sitzen. Atmen Sie langsam und lockern Sie Ihre Muskulatur. Nutzen Sie für das Üben Ihres öffentlichen Auftretens die Zeit nach Ihren Entspannungsübungen, aber vergessen Sie nicht, daß auch das Zeit erfordert. Es erfordert auch Ihren Einsatz und Ihre Mühe, so zu sein wie die anderen Menschen (wobei Sie natürlich nicht wissen, wieviel Anstrengung es die anderen kostet, so zu sein wie alle anderen auch).

Um in der Öffentlichkeit irgendwo zu sitzen und entspannt zu wirken, reichen die Entspannungsübungen aus. Aber Sie sollten mehr tun. Sie müssen öffentliche Verkehrsmittel benutzen, in Läden gehen, mit anderen reden, sich in Menschenmengen aufhalten usw. Dies alles bedeutet Streß für Sie. Es ist wichtig, daß Sie die aufsteigenden Symptome in den Griff bekommen und sich klarmachen, daß die anderen Menschen davon nichts ahnen. Sie müssen in der Lage sein, in einem Kino oder in einem Konzert zu sitzen und zu wissen, obwohl Sie das Gefühl haben, gleich zu ersticken oder zu weinen, daß Sie nach außen hin völlig normal erscheinen.

Denken Sie an die große Sicherheit, die Ihnen dieses Wissen gibt, und wie dies Ihr Selbstvertrauen steigert. Dadurch werden auch Ihre Symptome schwächer, und somit geht es Ihnen besser. Wie können Sie dieses erstrebenswerte Stadium erreichen, in dem Sie völlig selbstbeherrscht erscheinen, auch wenn Sie das Gefühl haben, es nicht zu sein? Nun, hier gibt es keine speziellen Tricks, sondern nur die bewährten Methoden, die wir bereits benutzt haben.

Und wieder einmal: Ihr Tagebuch

Es sollte für Sie keine Überraschung sein, daß wir uns noch einmal Ihrem Tagebuch zuwenden. Vieles von dem, was Sie bis jetzt versucht haben zu tun, war nichts anderes, als sich Dinge bewußtzumachen, die für andere normalerweise selbstverständlich sind. Die meisten Menschen treten in der Öffentlichkeit natürlich und ungehemmt auf, während eine Person, die an Agoraphobie leidet, sich durchkämpfen muß und nicht genau weiß, warum. Jetzt ist es an der Zeit, daß Sie sich Notizen über Ihr öffentliches Auftreten machen.

Schreiben Sie sich alles, was Ihr öffentliches Auftreten betrifft, immer sofort auf. Achten Sie z.B. darauf, wie Sie die Straße hinuntergehen. Haben Sie einen natürlichen Gang? Wen oder was schauen Sie dabei an? Gehen Sie zu schnell oder zu langsam, und ist Ihre Körperhaltung aufrecht oder eher gebeugt und zurückhaltend? Das alles ist nicht unwichtig, diese Details sind die Steine und der Zement, aus denen sich Ihre öffentliche Person zusammensetzt. Wie steht es um die Art, wie Sie mit anderen Menschen sprechen? Was sagen Sie, und wie bringen Sie es zum Ausdruck? Wie sieht es mit Ihrem Verhalten in geschäftlichen Dingen aus? Wie klingt Ihre Stimme? Hat sie eher einen natürlichen Klang, oder klingt sie gepreßt? Sie haben sehr viele Möglichkeiten, Ihren Stift und Ihr Tagebuch zu benutzen, um all das aufzuschreiben, womit Sie Schwierigkeiten haben. Wenn Sie hier sorgfältig vorgehen, kann das für Sie eine Hilfe sein, um festzustellen, wo Sie Ihr öffentliches Auftreten verbessern können. Außerdem ist allein das Niederschreiben selbst eine hervorragende Möglichkeit, sich Dinge bewußtzumachen und sie allein dadurch fast unbemerkt zu verbessern. Aber Sie können noch mehr als das tun. Sie können daran arbeiten, Ihr öffentliches Auftreten in einer positiven und konstruktiven Weise zu verändern.

Ich hatte vor einiger Zeit ein Gespräch mit einem jungen Mann namens Simon. Er hatte sein Tagebuch schon eine Zeitlang geführt, und ich forderte ihn auf, einige der Situationen zu beschreiben, in denen sein öffentliches Auftreten nicht so war, wie er es sich gewünscht hätte.

Nun, ich bin mit mir selbst nie gerecht. Ich habe immer das Gefühl, mich anzustellen wie der letzte Trottel, dabei sind es vor allem meine Symptome, die mir zu schaffen machen. Wie kann ich entspannt und locker wirken, wenn ich zittere oder das Gefühl habe, Durchfall zu bekommen? Wie kann ich mich mit anderen unterhalten, wenn mir schwindlig ist?

Das erste Problem taucht morgens an der Bushaltestelle auf. Mir ist schlecht, so daß ich Schwierigkeiten habe, im Bus den richtigen Fahrpreis zu zahlen. Wenn ich dann zu meinem Sitzplatz gehe, habe ich das Gefühl, daß mich alle ansehen, und mich beschleicht Angst und Unwohlsein. Ständig befürchte ich, aussteigen zu müssen, um eine Toilette aufzusuchen, obwohl ich das noch nie wirklich mußte. Am Dienstag hatte ich eine Besprechung. Ich sollte einen Bericht geben, aber ich konnte nicht. Ich sagte einfach, daß alles in Ordnung wäre, obwohl ich wußte, daß ich einige wichtige Fragen hätte stellen sollen.

Am schlimmsten in dieser Woche war die Party am Freitag abend. In den Stunden davor fühlte ich mich ganz entsetzlich, aber das eigentliche Problem war, durch die Tür in den Partyraum hineinzugehen. Ich traf zwar Leute, aber ich kann mich kaum an sie erinnern. Ich weiß nie, was ich zu anderen sagen soll, insbesondere zu Frauen, und wenn ich etwas sage, klingt es dumm. Mich beschäftigt einfach zu sehr, wie ich mich fühle. Schließlich bin ich dann ziemlich früh nach Hause gegangen, und es war eine Erleichterung, da wegzukommen.

Der Gottesdienst war dann wie üblich wieder ein Alptraum. Ich kann die Stille nicht ertragen. Wenn Lieder gesungen werden, muß ich so tun, als würde ich mitsingen, weil ich keinen Ton herausbringe. Während der Gebete habe ich das Gefühl zu sterben, ich bekomme einfach keine Luft mehr.

Hier hatte ich es mit einem jungen Mann zu tun, der scheinbar ein sehr erfülltes Leben führte. Er war in der Lage zu arbeiten, mit einem Bus zu fahren, zu beruflichen Besprechungen zu gehen und sogar Parties zu besuchen. Sonntags besuchte er den Gottesdienst, er schien also schwierige Situationen nicht zu vermeiden. Er hatte bereits bemerkenswerte Fortschritte gemacht, aber die Symptome traten immer noch auf, es mangelte ihm nach wie vor an Selbstvertrauen, und er begann, sich entmutigt zu fühlen. Er mußte mehr tun.

Üben, üben und nochmals üben

Seit Simon Agoraphobiker war, hatte er einige der Fertigkeiten verlernt, die für andere Menschen selbstverständlich sind. Als er daran ging, an sich zu arbeiten und Dinge zu tun, die er vorher nie getan hatte, fehlte ihm unter anderem die Fähigkeit, mit anderen zu sprechen und sich auf andere zu beziehen. Diese Schwierigkeiten unterminierten sein Selbstvertrauen, und das produzierte wiederum neue Probleme. Was er nun lernen mußte, waren »soziale Fertigkeiten«, die er entweder vergessen oder aber nie beherrscht hatte.

Es gibt viele unterschiedliche soziale Fertigkeiten, angefangen von der Fähigkeit, eine Rede zu halten, bis hin zu der Frage, wie sehr Sie Ihren Gesprächspartnern in die Augen sehen sollten. Jedes Detail ist hier wichtig und kann durch beständiges Üben verbessert werden. Zunächst müssen Sie herausfinden, was Ihnen solche Schwierigkeiten macht und Sie in Ihrem alltäglichen Leben einschränkt. Und dann müssen Sie anfangen, daran zu arbeiten. Sie können nur durch harte Arbeit an sich selbst selbstbewußt und entspannt erscheinen.

Wie führen Sie eine Unterhaltung? Woher wissen Sie, wie gut Sie die Unterhaltung handhaben? Es wäre schön, wenn es eine Videokamera gäbe, die jedes Detail Ihres alltäglichen Lebens aufzeichnen würde, aber so etwas steht Ihnen leider nicht zur Verfügung. Sie können aber versuchen, sich in Gedanken neben sich zu stellen, sich selbst zu beobachten, wie Sie sich auf einer Party oder sonstwo verhalten. Stellen Sie sich vor, Sie wären Ihr eigener Beobachter oder Ihre eigene Beobachterin, oder selbst eine Videokamera. Dadurch ist es möglich, eine Art objektiven Eindruck davon zu gewinnen, wie gut Ihr öffentliches Auftreten ist.

Wie steht es also mit Unterhaltungen? Wenn Sie sich noch nie mit sich selbst vor dem Spiegel unterhalten haben, sollten Sie das jetzt einmal versuchen. Sie können sich im Spiegel betrachten, und Sie können sich selbst zuhören, indem Sie alles mit einem Tonbandgerät aufnehmen, wobei Sie das nicht gleichzeitig machen müssen. Wie sehen Sie aus, wenn Sie entspannt sind, und wie, wenn Sie sprechen? Sehen Sie entspannt und selbstbewußt aus, und wenn nicht, was können Sie tun, um es zu erreichen? Wie oft schauen Sie Ihrem Gegenüber in die Augen? Wenn Sie es zu oft tun, erscheinen Sie aggressiv und bewirken, daß er oder sie sich unwohl fühlt; suchen Sie zu selten Augenkontakt, erwecken Sie den Anschein, desinteressiert zu sein. Mit zunehmender Übung werden Sie das richtige Maß finden.

Lachen Sie zuviel? Reden Sie zuviel? Wie gehen Sie mit Gesprächspausen um? Gerade letzteres kann sehr schwierig sein. Wir alle geraten hier immer in Versuchung, solche Pausen mit einem dummen Spruch zu füllen, gerade wenn die Unterhaltung sowieso stockend verläuft. Aber nur eine Person, die das Selbstvertrauen hat, eine solche Pause auszuhalten, erweckt den Eindruck, wirklich entspannt und locker zu sein. Es gibt die »Kunst der Unterhaltung«, und von dieser Kunst können Sie lernen und sich darin verbessern. Wenn Sie sich in einer Unterhaltung wohl fühlen, wird Ihr Selbstvertrauen wachsen. Üben Sie, sich selbst zu beobachten, und hören Sie sich selbst zu.

Wir sprechen hier über das Bild, das Sie nach außen hin abgeben, und wenn dieses Bild stimmt, können Sie entspannter sein. Es muß zu Ihnen passen, es darf nicht falsch sein, sondern es muß Ihnen gerecht werden. Wenn Sie denken, daß die anderen Sie als trotteligen Idioten oder als trottelige Idiotin wahrnehmen, dann werden Sie in der Öffentlichkeit unsicher sein. Wenn Sie aber wissen, daß Sie auf jeden Fall entspannt wirken, egal wie unwohl Sie sich fühlen, wird es für Sie viel einfacher, dort zu bleiben, wo Sie sind, und den Ansturm Ihrer Symptome zu überstehen. Wenn Sie das können und nicht lockerlassen, werden Ihre Symptome immer schwächer werden.

Was sagen Sie?

Es ist möglich, Agoraphobie folgendermaßen zu beschreiben: Bei einer Person treten unangenehme Symptome auf, insbesondere wenn sie sich auf großen, menschenleeren Plätzen oder in anonymen Menschenansammlungen aufhält. Aber wo Menschen sind, da ist auch Kommunikation, also sollten Sie lernen, wie Sie es am leichtesten erreichen, sich locker und gut zu unterhalten. Wenn Sie das schwierig finden, gerade wenn Sie nervös sind, lernen Sie einfach einige Spielzüge auswendig, und versuchen Sie herauszufinden, was Ihnen leichtfällt zu sagen. Machen Sie sich klar, daß es Ihnen gelingen kann, eine Unterhaltung weiterzuführen, auch wenn Sie gestreßt sind. Was sagen Sie zum Busfahrer, wenn Sie Ihren Fahrschein kaufen, oder zur Verkäuferin bzw. zur Bankangestellten? Die wenigen Worte, die eine Konversation ausmachen und so einfach wirken, sind gar nicht so einfach, und deshalb sollten Sie sich passende Worte überlegen und auswendig lernen.

Das ist eigentlich nichts anderes, als würden Sie mit einem Autopiloten fliegen. Wenn alles schlecht läuft und Sie schwitzen, Panik in sich aufsteigen fühlen und Ihr Hals trocken ist, wird es Ihnen sofort besser gehen, wenn Sie in der Lage sind, zu lächeln und zu sagen: »Guten Morgen. Schöner Tag, oder?«, ohne groß darüber nachzudenken. Sie sollten lockere Gespräche für jede Situation üben und lernen, ob Sie nun auf einer Party sind, bei der Arbeit oder auf Reisen.

Genau das ist es, was Simon tun sollte. Er mußte lernen, mit verschiedenen Situationen zurechtzukommen: mit Busfahrten, Besprechungen, Parties und Gottesdiensten. Er hatte bereits eine Situations-Hierarchie aufgestellt und arbeitete daran, aber er hatte immer noch Probleme mit Symptomen und Selbstvertrauen. Und wenn er sein Alltagsleben wirklich bewältigen wollte, mußte er sich dieser Probleme bewußtwerden und lernen, mit ihnen umzugehen.

Arbeiten Sie daran

Wenn Sie Ihre Übungen gemacht, Ihre Situations-Hierarchie aufgezeichnet und es geschafft haben, sich aus der Umklammerung der Agoraphobie so weit zu lösen, daß Sie damit beginnen können, Ihr Leben zu leben, dann brauchen Sie jetzt nur noch größeres Selbstvertrauen. Um Selbstvertrauen aufzubauen, gilt: Nichts ist motivierender als der Erfolg. Sie können sich selbst helfen, mit schwierigen Situationen fertig zu werden, indem Sie sie üben und Ihre sozialen Fertigkeiten zu Hause perfektionieren. Dann wird es für Sie zur Gewohnheit werden, Unterhaltungen und andere Probleme, wie Simon sie hatte, spielend zu bewältigen. Sie können dann locker sprechen und die angemessenen Floskeln und Verhaltensweisen ohne bewußte Anstrengung einsetzen.

Simon mußte den richtigen »Spruch« parat haben, um auf den Busfahrer zu reagieren, und er mußte sich in der Kunst des entspannten Stillsitzens üben, wie es im Bus oder in der Kirche üblich ist, so daß er sicher sein konnte, entspannt auf andere zu wirken. Manche Menschen tun dies automatisch, andere müssen daran arbeiten. Wenn Sie an Agoraphobie leiden, müssen Sie daran arbeiten und regelmäßig üben, bis Sie an den Punkt gelangen, wo Sie sich – auch im Notfall – auf Ihre Übung verlassen und mit jeder Situation fertig werden können.

Selbstvertrauen wird durch harte Arbeit aufgebaut. Lassen Sie sich Zeit damit. Nutzen Sie Ihr Tagebuch, um Ihr Vorgehen zu planen, und stellen Sie sicher, daß Sie die Dinge üben, die Ihnen schwerfallen, und vor allem: Arbeiten Sie wirklich daran.

Die wichtigsten Punkte

- Wenn Sie schwierige Situationen üben, werden Sie leichter mit Ihnen fertig.
- Sie können soziale Fertigkeiten lernen.
- Sie müssen in der Lage sein, schwierige Situationen zu bewältigen, ohne groß darüber nachzudenken.
- Wenn Sie ein paar Spielzüge für eine lockere Unterhaltung auswendig lernen, wird der Umgang mit anderen Menschen leichter für Sie.
- Wenn Sie mit sozialen Situationen erfolgreich umgehen, wird Ihr Selbstbewußtsein wachsen.

8.

Schwierige Situationen bewältigen

Bis jetzt haben wir Entspannungsübungen und ähnliche Techniken verwendet, um Sie von den Ketten der Agoraphobie zu befreien. Mittlerweile sollten Sie in der Lage sein, noch mehr zu erreichen. Nachdem Sie sich schrittweise und mühsam in Ihrer Situations-Hierarchie vorangearbeitet haben, sollten Sie sich in einigen Bereichen schon sicher und kompetent fühlen. Gleichzeitig müssen Sie sich aber vor Augen führen, daß das Vermögen, Dinge zu tun, noch nicht heißt, sie auch entspannt genießen zu können.

Wenn Sie sich immer wieder den für Sie schwierigen Situationen aussetzen, werden diese immer weniger belastend für Sie, und Ihre Symptome schwächen sich ab. Ähnlich verhält es sich mit dem Lernen neuer Fertigkeiten und dem Verbessern bereits vorhandener Fähigkeiten. Hier nimmt Ihr Selbstvertrauen immer weiter zu, was sich wiederum positiv auf Ihre Symptome auswirkt. Folgen Sie den Ratschlägen in diesem Buch, und Sie sind auf dem richtigen Weg, auch wenn es ein steiniger und steiler Pfad ist. Wenn Ihre Symptome eines Tages verschwinden und Ihr Selbstvertrauen stabil ist, haben Sie Ihr Ziel erreicht.

Das alles klingt sehr einfach, und in der Theorie ist es auch tatsächlich nicht schwierig. Ganz anders, und das wissen Sie sehr gut, sieht es in der Praxis aus. Deshalb sollten Sie sich jede nur erdenkliche Unterstützung und Hilfe holen. Es ist eben schlichtweg nicht leicht, die Wohnung zu verlassen und sich einer feindseligen Welt gegenüberzusehen, und es wird immer wieder Zeiten geben, in denen Sie das Gefühl haben, die eine oder andere Situation nicht meistern zu können. Es wird Mißerfolge und Enttäuschungen geben, aber diese negativen Erlebnisse werden bei weitem durch Ihre Erfolgserlebnisse aufgewogen. Jedesmal, wenn Sie etwas tun, was Sie vorher für unmöglich hielten, haben Sie eine Leistung vollbracht. Diese Erfolgserlebnisse mögen zwar klein sein, aber unterschätzen Sie sie bloß nicht, denn sie sind das Fundament, auf das Sie aufbauen können. Und jedesmal, wenn Sie so eine Leistung erbracht haben, wird der darauffolgende Schritt leichter sein.

Die feindselige Welt

Die Welt erscheint Ihnen feindselig, weil Sie jedesmal, wenn Sie sich dort hinauswagen, unter Ihren Symptomen leiden. Ihr Körper nimmt die Welt da draußen als gefährlich wahr und reagiert dementsprechend. Sie werden die Erfahrung gemacht haben, daß dies weniger schlimm ist, wenn Sie in Begeitung sind, auch wenn diese Person ein Kind ist oder jemand, der oder die nichts von Ihren Problemen ahnt. Sie brauchen einen Menschen, mit dem Sie eine freundschaftliche Beziehung haben, damit Sie sich nicht wie in einem unbekannten Land fühlen müssen. Vielleicht gelingt es Ihnen, sich häufig von einem befreundeten Menschen begleiten zu lassen, aber natürlich besteht das eigentliche Überwinden der Agoraphobie darin, daß Sie alleine unterwegs sein können. Sie sind möglicherweise viele Jahre von anderen abhängig gewesen, aber jetzt wollen Sie unabhängig sein.

Das Gefühl der Einsamkeit, das Sie als Agoraphobiker in einer bedrohlichen Situation empfinden, ist übermächtig und allgegenwärtig. Ein völliger Zusammenbruch und ein Kreislaufkollaps scheint dann unmittelbar bevorzustehen, und dieser Gedanke ist furchtbar. Die Tatsache, daß es nicht zu einem Kollaps kommen wird und Ihnen Ihre Symptome auch sonst nichts anhaben können, hilft überhaupt nicht, Sie fühlen sich dennoch schrecklich. Alles, was in diesem Buch bisher gesagt worden ist, sollte es Ihnen schon leichter gemacht haben, aber Sie müssen auch den Willen haben durchzuhalten, unabhängig davon, wie es Ihnen in solchen Momenten geht. Im folgenden möchte ich Ihnen noch einige zusätzliche Hinweise geben, die Ihnen helfen können, schwierige Situationen zu handhaben.

Planung

Immer wenn Sie sich mit einer neuen Situation konfrontiert sehen, was z.B. dann eintreten kann, wenn Sie sich auf Ihrer Situations-Leiter weiter nach oben arbeiten oder aber mit unvorhergesehenen Ereignissen wie zum Beispiel einer Hochzeit von Bekannten konfrontiert werden, kann es wieder zu Unsicherheiten oder gar zu einer Panikattacke kommen. Werden Sie in der Lage sein, damit fertig zu werden? Wie bekommen Sie die Lage in den Griff?

Zu Ihrem Repertoire an Fertigkeiten sollten Sie nun noch die *Planung* hinzufügen. Die Erwartung und die Furcht vor dem Unbekannten können schlimmer sein als das Ereignis selbst, deshalb werden Sie um so besser mit einer neuen Situation umgehen können, je mehr Sie darüber wissen. Sie sollten so genau wie möglich Bescheid wissen, was von Ihnen erwartet wird, wo das Ereignis stattfinden wird, wann Sie dort sein sollen und wann Sie wieder gehen können. Wenn es sich dabei um ein wichtiges Ereignis wie beispielsweise eine Hochzeit handelt, wäre es vielleicht sinnvoll, wenn Sie bereits vorher einmal das Restaurant aufsuchen würden, wo das Hochzeitsessen stattfinden wird. Gehen Sie einfach dorthin, trinken Sie etwas, und schauen Sie sich um, dann wird es am Tag der Hochzeit kein völlig unbekannter Ort mehr für Sie sein.

Machen Sie es sich zur Gewohnheit, so viel wie möglich über das bevorstehende Ereignis herauszufinden, und planen Sie Ihr Auftreten dort sorgfältig. Seien Sie dabei aber nicht zu starr in Ihren Vorstellungen, sonst könnten Sie in eine Panikattacke geraten, wenn von Ihnen etwas verlangt wird, was nicht genau Ihren Planungen entspricht.

Versuchen Sie, soviel wie möglich vorher zu organisieren.

Stellen Sie die richtigen Fragen. Wer wird sonst noch dort sein? Wie lange wird das Ganze in etwa dauern? Überlegen Sie sich vorher, wie Sie nach Hause kommen, so daß Sie nicht von anderen abhängig sind und gehen können, wann es Ihnen paßt. Versuchen Sie aber nicht, schwierige Situationen zu vermeiden. Sie sollten auch auf unerwartete Situationen vorbereitet sein. Trotzdem sollten Sie sicherstellen, daß Sie den anderen gegenüber einen Planungs-Vorsprung haben. Je mehr Sie über das bevorstehende Ereignis wissen, um so besser können Sie es üben und durchspielen, indem Sie sich zum Beispiel einige passende Sätze zurechtlegen.

Stellen Sie sich der Situation

Wir haben bereits die drei Stufen von problematischen Situationen jeder Art erwähnt. Die erste und vielleicht schwierigste ist die Erwartung. Als nächstes folgt der Weg zu der entsprechenden Situation oder dem Ereignis. Und schließlich gibt es noch den Aufenthalt in der jeweiligen Situation und vor allem das Bleiben, also das Durchstehen bis zum Schluß. Alle drei Stufen sind schwierig.

Erwartung

Die Phase der Erwartung kann bereits Tage vor dem eigentlichen Ereignis beginnen, sie kann sich auch verschlimmern, wenn Sie am entsprechenden Tag aufwachen, oder sich auf den Weg zu diesem Ereignis dorthin machen. In jedem Fall kann es Ihnen dabei viel schlechter gehen als in der Situation selbst. Sie werden merken, daß Ihnen das Adrenalin wie verrückt durch die Blutbahn schießt, Sie gehen vielleicht unruhig hin und her und kneten nervös Ihre Hände. Vielleicht haben Sie auch häufiger Durchfall, fühlen sich schwindlig oder schlecht, und das alles nur wegen eines Schulkonzerts oder eines geselligen Abends.

Wie gehen Sie damit um? Sie haben diese Symptome jedesmal vor einem solchen Ereignis, trotz Ihrer Entspannungs- und Atemübungen. Das Problem ist, daß Ihre Symptome so heftig sind, daß Sie jedesmal befürchten, die Kontrolle über sich zu verlieren. Durch die immer wieder gleiche Erfahrung, die Sie machen müssen, werden Ihre Symptome eher noch schlimmer, und Sie haben gar keine Möglichkeit, sich zu desensibilisieren.

Sie müssen durch diese Erwartungsphase hindurch und dürfen nicht nachlassen, bis ihr regelrecht der Treibstoff ausgeht, indem Sie Mittel und Wege finden, die für Sie seelisch erschütternden Erfahrungen in kleine, handhabbare Portionen zu zerlegen. Zunächst müssen Sie sich der quälenden Frage entledigen, ob Sie nun gehen werden oder nicht. Entscheiden Sie sich erst unmittelbar vorher, ob Sie gehen wollen oder nicht, so daß sich Ihr Problem darauf reduziert, mit der Phase des Weggehens fertig zu werden.

Was Sie auf *keinen Fall* tun sollten, ist, ständig auf und ab zu gehen. Jede Art körperlicher Anstrengung treibt Ihren Adrenalin-Spiegel in die Höhe und verschlimmert dadurch das Ganze. Versuchen Sie, in der Zeit bis zum Verlassen der Wohnung stillzusitzen. Stellen Sie sich vor, jemand schaut Sie an, und versuchen Sie, diesem Jemand das Bild völliger Entspanntheit zu vermitteln. Blicken Sie entspannt, fühlen Sie sich entspannt. Lassen Sie jegliche Spannung in Ihren Muskeln abfließen. Stellen Sie sicher, daß Sie alles für Ihr Weggehen bereits vorbereitet haben, so daß Sie nicht noch Ihren Schlüssel suchen müssen oder Ihren Regenmantel aus der hintersten Ecke des Kleiderschranks hervorholen müssen. Unruhe und Ärger sind das letzte, was Sie jetzt brauchen können.

Möglicherweise haben Sie Durchfall oder besser gesagt einen nervösen Darm, was nicht dasselbe ist. Ihr Darm reagiert über, und Sie haben unter Umständen das Gefühl, dauernd auf die Toilette gehen zu müssen. Je häufiger Sie auf die Toilette gehen, um so mehr haben Sie das Gefühl, gleich wieder gehen zu müssen. Was können Sie dagegen tun? Sie vermeiden es einfach, ständig die Toilette aufzusuchen. Wenn Sie das Gefühl haben, Sie müßten gehen, warten Sie ein paar Minuten. Beeilen Sie sich nicht übermäßig. Sie werden feststellen, daß Sie die Toilette ohne schlimme Folgen verlassen können, und wenn Sie immer ein bißchen länger warten, bis Sie wieder gehen, wird dieses Problem langsam verschwinden. Sie werden dann in der Lage sein, die Wohnung ohne Angst vor Darmproblemen zu verlassen.

Wenn es einen umfassenden Ratschlag gibt, den ich Ihnen gerne auf den Weg geben möchte, dann ist es der, *einen Gang herunterzuschalten*. Wenn Sie ängstlich sind (und das sind Sie, weil Sie agoraphobisch sind), und die Wohnung verlassen müssen, dann neigen Sie dazu, alles schneller und schneller zu machen. Dagegen können Sie angehen, indem Sie sich bewußt langsamer bewegen.

Dieser Ratschlag läßt sich bei jeder schwierigen Situation umsetzen. Verlangsamen Sie Ihre Bewegungen, sprechen Sie bewußt langsamer, entspannen Sie sich und lassen Sie die Dinge geschehen. Wenn Sie mit jemandem zusammen sind, dem oder der Sie vertrauen können, dann lassen Sie sich dabei helfen, sich zu entspannen und alles langsamer angehen zu lassen.

Auf dem Weg in die Situation

Schließlich ist der Zeitpunkt gekommen, an dem Sie gehen müssen. Sie haben vielleicht erwartet, daß dies das Schlimmste von allem ist, aber oft ist es eine Erleichterung, endlich gehen zu können. Wenn Sie dann im Auto sitzen, fühlen Sie sich möglicherweise besser, vielleicht, weil Sie sich entschlossen haben. Sie brauchen Mut, um Ihre Wohnung zu verlassen, und niemand sollte diesen Mut unterschätzen, den Agoraphobiker tagtäglich aufs neue zeigen.

Wie dem auch sei, Sie haben nun die Wohnung verlassen und sind auf dem Weg zu Ihrem Zielort. Je mehr Sie sich diesem Ort nähern, um so unwohler und angespannter fühlen Sie sich. Wenn Sie dann am Ziel angekommen sind, werden Sie möglicherweise von Ihren Symptomen überrollt.

Hier wird Ihnen Ihre Vorbereitung helfen. Sie müssen sich darauf einstellen, daß Sie sich nervös und unwohl fühlen. Aber wenn Sie darauf vorbereitet sind und Ihre Ankunft am Zielort im Geist geübt haben, wissen, wen Sie dort antreffen werden, und sich zurechtgelegt haben, was Sie sagen wollen, wird die Situation schon wesentlich einfacher zu bewältigen sein. Möglicherweise haben Sie Herzrasen und fühlen sich schwindlig, aber Sie wissen, daß Sie es schaffen können, und jedesmal, wenn Sie sich erneut mit einer schwierigen Situation auseinandersetzen, wird es für Sie ein bißchen weniger traumatisch. Das ist der Weg, auf dem Sie weitergehen sollten. Sie können die Situation mit den Techniken, die Sie gelernt haben, in den Griff bekommen. Wenn Sie diese Situationen so oft wie möglich wiederholen, werden Sie sehen, daß sie immer unbedeutender werden und immer besser zu bewältigen sind.

In der Situation selbst

Wenn Sie erst einmal am Zielort angekommen sind und den Weg dorthin überstanden haben, kommt es nun darauf an, daß Sie auch dort bleiben. Das ist vielleicht recht einfach, verglichen mit dem, was Sie vorher erlebt haben. Dennoch kann auch das Probleme verursachen, wenn Sie beispielsweise an einem öffentlichen Ereignis teilnehmen. So könnte von Ihnen etwas erwartet werden, wodurch andere zwangsläufig auf Sie aufmerksam würden. Aber auch wenn Sie nur Zuschauer oder Zuhörerin sind, gibt es eine ganze Reihe möglicher Probleme. Wenn Sie diese bereits kennen, werden Sie in ängstlicher Erwartung sein und geradezu darauf warten, daß sie tatsächlich eintreten. Auch wenn Sie sie zu Hause immer wieder im Kopf durchspielen, kann es dennoch schwierig sein, sie in den Griff zu bekommen.

Möglicherweise werden Sie die ganze Zeit nervös schlucken, bekommen nicht richtig Luft oder haben sogar das Gefühl, gleich zusammenzubrechen und so die allgemeine Aufmerksamkeit auf sich zu ziehen. Vielleicht haben Sie eine Panikattacke oder einen Schwindelanfall, und schon das bloße Lesen dieser Symptom-Aufzählung löst Unwohlsein bei Ihnen aus. Sie können versuchen, all diesen Symptomen bewußt entgegenzutreten und sich zu sagen, daß sie Ihnen nichts anhaben können. Sie werden nicht in aller Öffentlichkeit zusammenbrechen. Woher wissen Sie das? Nun, es ist Ihnen noch nie passiert, und genauso gut wissen Sie, daß viele Menschen ähnliche Probleme haben, und trotzdem sehen Sie nicht ständig andere Menschen zusammenbrechen, oder? Es gibt in unserer Gesellschaft einen hohen Anpassungsdruck, und genau diesem folgen auch Sie, ganz egal, wie schlecht es Ihnen geht.

Versuchen Sie, Dinge nicht zu vermeiden. Wenn es Ihnen im Kino oder im Theater nicht gut geht, dann können Sie sich natürlich nah an den Gang setzen. Dann sollten Sie sich aber vor Augen führen, daß auch das eine Form von Vermeidung ist. Es darf für Sie keine Katastrophe sein, wenn Sie nur noch einen Platz in der Mitte und nicht direkt am Gang bekommen. Wenn Sie davon abhängig sind, immer nur Plätze nah am Gang zu bekommen, werden Sie immer Angst davor haben, eines Tages in der Mitte sitzen zu müssen. So werden Sie sich nie wohl bei dem Gedanken fühlen, ins Theater oder Kino zu gehen. Wenn Sie das nächste Mal zu einer eher ruhigen Zeit ins Kino gehen, sollten Sie sich absichtlich in die Mitte setzen, um diese für Sie noch schwierige Situation zu üben. Dies sollten Sie möglichst oft versuchen, auch mit anderen Situationen.

Kontrollverlust

Was passiert, wenn Sie irgendwo in der Öffentlichkeit sind, sich zunächst ganz gut fühlen und dann doch auf einmal das Gefühl haben, die Kontrolle zu verlieren? Sie spüren, daß einige der Symptome auftreten und Ihr Selbstvertrauen schwindet. Es ist ganz ähnlich, wie in einem tiefen Gewässer zu schwimmen und nicht genau zu wissen, ob die eigenen Schwimmfähigkeiten ausreichend sind oder nicht. Es geht Ihnen gut, solange Sie nah am Ufer schwimmen, aber sobald Sie sich etwas weiter entfernen und der Gedanke Sie beschleicht, Sie könnten untergehen, rast Ihr Puls, und Sie werden panisch. Wenn Sie in der Öffentlichkeit sind, haben Sie vielleicht auch das Gefühl dahinzutreiben, und auch hier kann es sein, daß Sie fürchten, im nächsten Moment unterzugehen. Was können Sie dagegen tun?

Das Beste ist, wenn Sie sorgfältig sämtliche möglichen Erklärungen durchgehen. Beginnen Sie mit den körperlichen Aspekten. Denken Sie daran, daß Sie Ihr körperliches Unwohlsein als Panik interpretieren könnten. Sie sollten sich also fragen, ob das Kribbeln am Rücken daher kommt, daß Sie zu schwitzen beginnen, oder ob Ihnen schwindlig ist, weil Ihr Magen in Aufruhr ist und Ihnen etwas schlecht ist. Möglicherweise ist der Ort, an dem Sie gerade sind, einfach zu laut, oder vielleicht haben Sie Hunger. Gehen Sie alle Möglichkeiten durch, und Sie werden feststellen, daß es Ihnen besser geht, wenn Sie eine einfache körperliche Ursache für Ihre Probleme finden. Denn damit können Sie umgehen.

Wenn Sie sich weiterhin angespannt und nervös fühlen, versuchen Sie nicht, es zu unterdrücken und zu erzwingen, daß dieses Gefühl verschwindet. Das gelingt Ihnen sowieso nicht. Wenn Sie glauben, daß Sie eine Panikattacke haben könnten, nun, was ist schon dabei? Eine Panikattacke kann Ihnen nichts anhaben, Sie müssen nur die Situation durchstehen, und dazu können Sie jetzt all das anwenden, was Sie zu Hause geübt haben. Allerdings ist es jetzt auch zu spät, Methoden zu benutzen, die Sie nicht trainiert haben, weil Sie glaubten, sie würden Ihnen nichts bringen. Sie müssen in der Lage sein, alle Techniken automatisch anzuwenden, also setzen Sie sich aufrecht hin, atmen Sie langsamer, entspannen Sie sich, und lockern Sie Ihre Schultern. Bestimmen Sie so genau wie möglich die Symptome, die auftreten, so daß Sie die entsprechenden und von Ihnen regelmäßig geübten Gegenmaßnahmen ergreifen können. Und Sie werden sehen, daß es klappt.

Verlassen der Situation

Wenn Sie eine Situation oder ein Ereignis vor dem Ende verlassen, ist das nichts anderes als Vermeidungsverhalten. Sie sollten versuchen, dies nicht zu tun. Jedesmal wenn Sie früher gehen als eigentlich vorgesehen, haben Sie eine kleine Niederlage erlitten. Und beim nächsten Mal wird es für Sie schwieriger sein, diese Situation zu bewältigen. Wenn Sie es schaffen, ein wenig länger zu bleiben, als Sie es vorher für möglich gehalten haben, dann haben Sie einen kleinen Sieg eingefahren und werden sich großartig fühlen, und beim nächsten Mal wird es schon viel leichter sein. So einfach ist das. Aber wenn Sie das Gefühl haben, es würde Ihnen besser gehen, wenn Sie früher gehen könnten, dann sollten Sie das ruhig tun, ohne sich dabei aber groß in Erklärungen und Rechtfertigungen zu verlieren. Auf Parties gehen ständig Leute aus dem Raum oder verlassen irgendwelche Veranstaltungen aus allen möglichen Gründen, und niemand kümmert sich weiter darum. Warum sollte irgend jemand von Ihnen Notiz nehmen, wenn Sie gehen? Versuchen Sie trotzdem, ein bißchen länger zu bleiben, als Sie eigentlich wollen, und Sie werden feststellen, daß die Krise vorübergeht. Angstsymptome finden irgendwann ihren Höhepunkt und schwächen sich dann ab. Wenn Sie es also über diesen Höhepunkt hinaus schaffen zu bleiben, werden Sie feststellen, daß Sie ewig bleiben könnten.

Wenn Sie zu einer für Sie problematischen Veranstaltung gehen und dort bleiben und so einen kleinen Sieg erringen, haben Sie jeden nur erdenklichen Grund, sich selbst zu gratulieren. Was Sie erreicht haben, ist keine Durchschnittsleistung. Kein Mensch, der nicht selbst an Agoraphobie gelitten hat, wird je ermessen können, welche Mühe und Anstrengung Sie das gekostet hat und welchen Mut Sie gezeigt haben. Das Wichtigste ist, daß *Sie* es wissen, und Sie können sehr stolz auf sich sein. Sie können sich schon auf das nächste Ereignis oder die nächste Veranstaltung freuen, die Sie besuchen werden, und können schon jetzt damit anfangen, mögliche schwierige Dinge, die dort auftreten könnten, zu üben. Für eine durchschnittliche Person ist es nichts Außergewöhnliches, zu einer Party zu gehen, während es für Sie eine Art Expedition ist, die genau geplant und vorbereitet sein will. Wenn Sie diese Situation dann auch angemessen bewältigen, haben Sie wieder eine Schlacht gewonnen. Sie sind auf dem Weg, den Krieg gegen Ihre Agoraphobie zu gewinnen, und das ist für Sie eine Quelle tiefer innerer Befriedigung.

Die wichtigsten Punkte

- Die Erwartung eines Ereignisses ist oft schlimmer als das Ereignis selbst.
- Denken Sie daran, insgesamt das Tempo zu verringern und alles langsamer zu tun.
- Bereiten Sie sich auf jedes Ereignis und jede Veranstaltung, die Sie besuchen wollen, so gut wie möglich vor.
- Versuchen Sie, körperliche Ursachen für auftretende Symptome zu finden.
- Verlassen Sie eine Veranstaltung nicht vorzeitig.

9.

Zurück zur »Normalität«

Das Überwinden Ihrer Agoraphobie erfordert viel Einsatz und Mühe. Der Lohn besteht in der Befriedigung, die Sie erleben werden, wenn Sie in der Lage sind, Dinge zu tun, die Ihnen vorher unmöglich waren, wenn Sie wieder zur Normalität zurückkehren und fähig sein werden, sich in der Öffentlichkeit mit Ihrem wahren Selbst zu zeigen und nicht als ein erbärmliches, zitterndes Etwas. Auch das steigende Selbstvertrauen und die Freude, wieder auszugehen, neue Dinge zu erleben und zu erfahren, steuert zu Ihrer Zufriedenheit bei. Und genau auf diesen Punkt werden wir jetzt eingehen.

Finden Sie wieder Spaß am Leben

Die Agoraphobie ist wie eine Kette mit einer großen Eisenkugel an einem Ende, die Sie ständig zurückhält. Sie erschwert Ihnen die meisten an für sich einfachen Dinge in Ihrem Leben, trotzdem können Sie mit Mühe und ständigem Üben fast alles tun, was Sie wollen. Was nun noch fehlt, ist, daß Sie wieder Spaß am Leben finden. Neue Dinge zu tun ist anstrengend, und es wäre dumm, dies zu leugnen. Sie haben genau wie alle anderen das Recht darauf, Ihr Leben zu genießen. Wie können Sie wieder Freude finden in dem, was Sie tun?

Die Antwort darauf ist recht einfach: Glauben Sie weiterhin fest daran, daß der Spaß und die Freude am Leben wiederkehren, wenn die Symptome nach und nach verschwinden. Das ist eine Tatsache, und Sie können sicher sein, daß dies auch bei Ihnen der Fall sein wird. Aber Sie können noch mehr tun, um sich selbst wieder zu einem genußvollen Leben zu verhelfen. Wenn Sie Ihre unmittelbaren Ziele erreicht haben und in allen Bereichen Ihres Alltagslebens sicher geworden sind, die Ihnen vorher Schwierigkeiten gemacht haben, dann haben Sie Ihren Horizont erweitert und können nach neuen Zielen Ausschau halten. Es reicht nicht aus, sich mit den bereits erreichten Dingen zufriedenzugeben und sich dann in der Erwartung zurückzulehnen, daß alles Weitere jetzt von selbst folgen wird. Sie selbst müssen Ihr Leben in Ihre Hände nehmen und dafür sorgen, daß etwas geschieht.

Möglicherweise stehen Sie hier vor einem Dilemma. Welche Dinge *wollen* Sie wirklich? In welcher Art und Weise *wollen* Sie Ihr Leben ändern? Haben Sie irgendwelche unerfüllten Wünsche und Ideen? Gibt es Dinge, die Sie schon immer einmal tun wollten, die Ihnen aber aufgrund Ihrer Agoraphobie versagt blieben? Es kann natürlich auch sein, daß Sie mit Ihrem Leben völlig zufrieden sind, aber das sollte Sie nicht davon abhalten, diese Fragen zu stellen. Ein Grund für Ihre Schwierigkeiten, Antworten auf diese Fragen zu finden, kann darin liegen, daß die Agoraphobie als Ihr vermeintliches Hauptproblem nur Teil eines noch umfassenderen Problems ist.

Ganz zu Beginn des Buches habe ich erwähnt, daß Menschen, die an Agoraphobie leiden, dazu neigen, insgesamt ängstlicher als andere zu sein, was unter Umständen zur Entwicklung der Agoraphobie mit beigetragen hat. Sie haben möglicherweise einen höheren Adrenalin-Spiegel, und es kommt bei Ihnen im allgemeinen schneller zu Adrenalin-Ausschüttungen als bei anderen Menschen. Wenn Sie in einer Situation sind, die von anderen nur als lästig oder anstrengend empfunden wird, jagt Ihnen das Adrenalin schon durch den Körper, und alle damit zusammenhängenden Symptome treten auf. Diese Situationen begegnen Ihnen normalerweise außerhalb Ihrer Wohnung, so daß sich schon allein das Verlassen der Wohnung zu einem fast unlösbaren Problem entwickeln kann.

Andere Phobien

Bevor wir überlegen, wie Sie Ihren Aktionsradius ausweiten können, sollten wir noch andere mögliche Hindernisse beiseite räumen. Eines dieser Hindernisse können andere Phobien sein. Es ist daher sinnvoll, wenn Sie sich fragen, ob Ihre Unfähigkeit, öffentliche Orte aufzusuchen, wirklich nur in Ihrer Agoraphobie begründet liegt oder ob es da noch etwas anderes gibt. Haben Sie vielleicht eine Hunde-Phobie, so daß Sie sich vor der Möglichkeit fürchten, draußen auf einen Hund zu treffen und mit dieser Situation fertig werden zu müssen? Es könnte auch sein, daß bei Ihnen eine soziale Phobie vorliegt und Sie deshalb Schwierigkeiten haben, mit anderen Menschen zusammenzukommen, mit ihnen zu sprechen und zu wissen, was Sie sagen sollten. Es ist zumindest denkbar, daß solche zusätzlichen Ängste Sie am Erreichen Ihres Ziels hindern.

Dann kann es noch Schwierigkeiten in ganz bestimmten Situationen geben. Weiter oben habe ich einen jungen Mann beschrieben, der Probleme mit beruflichen Besprechungen hatte. Er nahm zwar diesen Termin wahr, konnte aber, als er dort war, nicht angemessen und seinen Fähigkeiten entsprechend auftreten. Es ist denkbar, daß dieser Umstand eine Beförderung verhinderte und seiner gesamten Karriere einen empfindlichen Dämpfer verpaßte. Das Problem ist hier nicht diese eine Besprechung, sondern das Wissen darum, daß von Zeit zu Zeit solche Termine anstehen. Dieses Wissen erzeugt eine ständige Furcht vor den unangenehmen Symptomen, die den Beruf insgesamt schwierig und anstrengend macht.

Es gibt noch andere, nicht so offensichtliche Probleme. Wenn jemand beispielsweise Schwierigkeiten mit Parties hat, sind dann einfach die äußeren Umstände der Party hierfür verantwortlich? Ist es der Lärm, sind es die engen Räumlichkeiten, oder gibt es vielleicht noch einen zusätzlichen Grund, wie zum Beispiel die Sorge, mit dem anderen Geschlecht in Kontakt treten zu müssen? Vielleicht haben Sie hier ein Problem, das mit extremer Schüchternheit umschrieben werden könnte. Sie müssen sich selbst gegenüber ehrlich sein und alle Möglichkeiten in Erwägung ziehen. Wie können Sie dabei vorgehen?

Wenden wir uns noch einmal Ihrem Tagebuch zu. Sie sollten damit fortfahren, von Zeit zu Zeit Ihr Tagebuch zu führen, weil Sie auf diese Weise bestimmte Probleme besser erkennen können. Wenn Sie zu Besprechungen gehen müssen und das schwierig finden, woran könnte das liegen? Vielleicht haben Sie eine Phobie, überhaupt in der Öffentlichkeit den Mund aufzumachen, was nicht das gleiche ist wie die Angst, vor einem Publikum zu sprechen. Es kann sein, daß es für Sie nicht einfach ist, Ihre Gedanken so zu ordnen, daß Sie einen Bericht geben können, oder daß es Ihnen nicht gelingt, die wesentlichen Informationen zusammenzutragen. Sie müssen Ihr Problem aufdecken und dann über Mittel und Wege nachdenken, es zu lösen. Vielleicht sollten Sie sich Notizen machen oder vor einem Spiegel oder mit einem Tonbandgerät arbeiten. Sie können auch die Entspannungsübungen nutzen, um sich auf berufliche Besprechungen vorzubereiten. Es ist wichtig, daß Sie für sich praktisch umsetzbare Möglichkeiten finden, an Ihren Problemen zu arbeiten.

Haben Sie Schwierigkeiten, mit anderen Menschen zu sprechen, insbesondere mit Menschen des anderen Geschlechts? Auch hier hilft Übung, und zwar auf einem niedrigeren Niveau als das, was Ihnen bedrohlich erscheint. Damit meine ich, daß Sie zunächst in alltäglichen Situationen die Gesellschaft von Angehörigen des anderen Geschlechts suchen sollten. Auf einer Party ist unterschwellig immer die Möglichkeit einer Affäre gegeben, und für viele schüchterne Menschen ist das bedrohlich. Sie sollten versuchen, mit Männern bzw. Frauen in Situationen zusammenzukommen, wo es nicht darum geht zu flirten. Sie sollten sich langsam vorarbeiten, bis es Ihnen irgendwann auch in Situationen gutgeht, wo Männer und Frauen sich durchaus mit der möglichen Absicht treffen, vielleicht eine Beziehung zu beginnen.

Ihre Agoraphobie nimmt Sie wie ein Netz gefangen. Das Ganze ist nicht so einfach, wie es zunächst den Anschein hatte, und Sie müssen erst einmal alle Fäden entwirren, bevor Sie sich daraus befreien können.

Erfüllen Sie sich Ihre Wünsche

Jetzt, da Sie anfangen, noch mehr an sich zu arbeiten, sollten Sie einen Moment innehalten und darüber nachdenken, was Sie bereits alles erreicht haben. Noch wichtiger ist, daß Sie sich überlegen, was Sie alles noch erreichen *können*. Sie müssen noch mehr tun, denn das sind Sie sich schuldig. Und je mehr Sie erreichen, um so einfacher wird es für Sie, Ihren Alltag zu bewältigen. Sie können zu einer Besprechung gehen oder eine Rede halten. Weil Sie wissen, daß Sie das können, wächst Ihr Selbstvertrauen. Dieses Selbstvertrauen können Sie dann wieder nutzen, um mit Freunden und Freundinnen in eine Kneipe zu gehen und dort eine Runde auszugeben. Die Bedeutung solcher alltäglichen Ereignisse wird zunehmend geringer. Wenn Sie in leitender Funktion tätig sind, wird Ihr Selbstbewußtsein gemeinsam mit dem Selbstvertrauen steigen, und Sie werden wieder sicher auftreten können. Aus diesem Grund ist es wichtig, daß Sie Wünsche und Ziele haben, die Sie verwirklichen wollen.

Wir sprechen hier darüber, Ihr Leben zu verändern, Ihren alltäglichen Lebensstil oder sogar in gewisser Weise Ihre Persönlichkeit. Sie werden wohl schon oft gesagt haben: »Was könnte ich nicht alles tun, wäre ich nur diese furchtbare Agoraphobie los!« Jetzt sind Sie am Zuge. Wenn Sie Ihre Agoraphobie überwunden haben, was werden Sie tun? Sie können nicht mit dem eingeschränkten Leben zufrieden sein, das Sie während Ihrer Agoraphobie hatten. Denn Sie haben die Chance, Ihr Leben reicher zu gestalten und ihm eine neue Richtung zu geben, und das ist einerseits eine Herausforderung, andererseits auch nicht ganz einfach.

Was wollen Sie erreichen?

Wenn Sie etwas erreichen wollen, besteht der erste Schritt darin, daß Sie genau festlegen, was Sie erreichen wollen. Danach können Sie sich überlegen, wie Sie dorthin gelangen. Wenn Sie Ihr

Leben in irgendeiner Weise ändern wollen, egal wie klein, langsam und vorsichtig die Veränderung ist, sollten Sie Schritt für Schritt vorgehen. Vielleicht läutet in Ihrem Innern eine Glocke. Sie werden sich an die Situations-Hierarchie erinnern, die aus solchen einzelnen Schritten bestanden hat. Genauso können Sie an all das herangehen, was Sie in Ihrem Leben gerne ändern möchten.

Schauen Sie sich Ihr Leben einmal an. Schreiben Sie sich auf, womit Sie zufrieden sind und womit nicht, und versuchen Sie zu beurteilen, ob sich Ihre Agoraphobie so entwickelt, wie Sie es sich vorstellen. Dies sollten Sie wirklich mit Stift und Papier tun, und am Ende dieser Übung sollten Sie sich notieren, wie Sie sich Ihr Leben vorstellen, wenn alle derzeitigen Hindernisse aus dem Weg geräumt sind. Natürlich sollten Sie sich Ihre Ziele realistisch setzen, und bedenken Sie, daß Sie nicht Ihre ganze Persönlichkeit, sondern nur Aspekte davon verändern können. Sie werden dabei immer derselbe oder dieselbe bleiben, mit dem Unterschied, daß Sie selbstsicherer und leistungsfähiger sein werden.

Nun sollten Sie sich die Schritte aufschreiben, die Sie Ihrem gewählten Ziel näherbringen werden. Wenn Sie sich einen vernünftigen Plan einschließlich eines Zeitplans ausgearbeitet haben, können Sie mit den entsprechenden Veränderungen beginnen. Es ist für Sie vielleicht hilfreich, sich zunächst ein paar Notizen darüber zu machen, was für ein Mensch Sie überhaupt sind. Dies kann Ihnen die Planung Ihrer Ziele erleichtern. Wir können uns selbst zwar nie völlig objektiv betrachten, aber die meisten Menschen wissen doch über Ihre Stärken und Schwächen Bescheid. Wenn Sie diese in einigen wenigen Stichpunkten festhalten, können Sie Ihre Ziele wesentlich realistischer einschätzen.

Eine junge Frau, nennen wir sie Julia, hatte sich durch die meisten der in diesem Buch beschriebenen Übungen gearbeitet und kam zu mir, um herauszufinden, was sie noch tun könnte. Mittlerweile steckte sie nämlich in einer Art Sackgasse. Sie hatte ernsthaft unter ihrer Agoraphobie gelitten, die sie so weit eingeschränkt hatte, daß sie nur noch mit ihrem Mann zusammen einkaufen gehen konnte. Durch ihren eigenen Willen und sorgfältige Planung gelang es ihr, wieder selbständig die Wohnung zu verlassen. Diese Erfolge begeisterten sie natürlich zunächst, aber dann verlangsamten sich ihre Fortschritte, und sie hatte das Gefühl, daß es nicht weiterging. Das lag einfach daran, daß sie fast alles erreicht hatte, was sie sich vorgenommen hatte. Sie konnte alleine die Wohnung verlassen und war in der Lage, mit jeder Situation fertig zu werden, wenn es auch manchmal noch schwierig war. Warum war sie also unzufrieden? Weil jetzt der Zeitpunkt gekommen war, noch mehr an sich zu arbeiten. Ich forderte sie auf, sich die in diesem Kapitel beschriebenen Übungen zu Hause vorzunehmen und mir ihre Erfahrungen dann mitzuteilen.

Meine Agoraphobie war sehr schlimm, als ich begann, daran zu arbeiten. An manchen Tagen ging es mir nicht ganz so schlecht, und ich konnte einkaufen gehen, aber an anderen Tagen saß ich nur zu Hause und fühlte mich hundeelend. Das passiert heute nicht mehr. Ich kann heute jederzeit die Wohnung verlassen, auch wenn der eine oder andere Tag noch immer ziemlich hart sein kann. Aber damit kann ich umgehen. Mir gelingt es auch, in Warteschlangen stehenzubleiben, und ich kann sogar mit Freunden und Freundinnen zusammen mit dem Bus in die Stadt fahren. Vieles gelingt mir jetzt wieder, und das Leben ist insgesamt einfacher geworden, aber ich bin immer noch nicht so glücklich, wie ich sein sollte.

Was ich sehr gerne tun würde, wäre, an einem Aerobic-Kurs teilzunehmen. Ich konnte mir zwar früher nie vorstellen, einen Gymnastikanzug anzuziehen, aber genau das würde ich heute gerne tun, und ich denke auch, daß ich es könnte. Ich kenne drei Frauen, die als fortgeschrittene Studentinnen nochmal die Schulbank gedrückt und an einer Computerschulung teilgenommen haben. Das würde mir auch gefallen, obwohl ich nicht weiß, ob ich das schaffen könnte. Natürlich möchte ich langfristig gesehen wieder an meinen Arbeitsplatz zurückkehren, und wenn ich mich noch etwas fortbilde, könnte ich wieder als Sekretärin arbeiten. Ich hätte nie geglaubt, daß ich dazu jemals in der Lage sein würde.

Julia hatte das Glück, daß sie klar umrissene Zielvorstellungen hatte und wußte, was sie wollte. Sie hatte sich auch schon einige der wichtigen Schritte überlegt, die sie angehen wollte, um Übung im Umgang mit Menschen zu finden und neue Kontakte zu knüpfen. Ihr Leben war lange Zeit durch ihre Agoraphobie so eingeschränkt gewesen, daß sie nach den ersten Fortschritten mit einem Leben, das lediglich aus Besuchen im Supermarkt und kleinen Geschäften im Ort bestand, nicht zufrieden sein konnte.

Julia wollte ihr Leben reicher und vielfältiger gestalten, sie wollte mehr tun und Neues ausprobieren. Nachdem sie ihre Agoraphobie überwunden hatte, war sie nicht mehr zu halten, und Sie können sicher sein, daß sie ihren Aerobic-Kurs besuchen konnte, an Abendkursen teilnahm und sogar nochmal die Schulbank drückte, um einen höheren Schulabschluß nachzuholen. Und über das Einkaufen im Supermarkt machte sie sich längst keine Gedanken mehr. Wenn Sie mit sich im reinen sein wollen, müssen Sie Ihre Ziele und Wünsche verwirklichen, welche auch immer Sie hegen mögen.

Gelegenheiten finden

Wie können Sie Ihr Leben reicher gestalten, wenn Sie nicht genau wissen, wie Sie es anpacken sollen? Nicht jeder Mensch will unbedingt und sofort wieder den Alltagstrott leben, und viele haben so ihre Sorgen, wenn sie an die Zukunft denken. Es ist nicht einfach, sein Leben umzustellen, und wenn Sie viele Jahre mit Agoraphobie gelebt haben, haben Sie möglicherweise eine Art Haßliebe ihr gegenüber entwickelt. Sie hassen Ihre Agoraphobie vielleicht, aber gleichzeitig sind Sie mit ihr vertraut und haben gelernt, mit ihr zu leben. Jetzt sollen Sie sich plötzlich auf unsicheres Terrain begeben und Dinge wagen, bei denen Sie nicht wissen, ob Sie sie bewältigen werden. Man sagt Ihnen, nur so könnten Sie ein befriedigendes Leben führen. Das mag sich für Sie ein bißchen unfair anhören. Und welches sind die Dinge, die Sie nun unternehmen sollten?

Dies hängt im wesentlichen von Ihren Interessen ab. Auch Ihr Alter, Ihre Lebenserfahrung und Ihre persönliche Situation sind sehr wichtig. Grundsätzlich hat wohl jeder Mensch den einen oder anderen unerfüllten Wunsch oder ein Ziel, das er oder sie erreichen möchte. Dabei kann es sich z.B. um Sport oder ein anderes Hobby handeln, natürlich kann es auch einfach nur Einkaufen sein. Manche Ihrer Wünsche und Ziele erfordern vielleicht, daß Sie reisen oder ein öffentliches Verkehrsmittel benutzen lernen. Wenn Sie weiterkommen wollen, gehen Sie in der von mir beschriebenen Art und Weise vor – systematisch und vorsichtig, ohne einen Schritt auszulassen.

Sie sollten also mit anderen Worten eine neue Situations-Leiter für sich erstellen, auf der Sie sich wieder von unten nach oben bewegen. Dies bedeutet nicht, daß Sie von Sprosse zu Sprosse unsicherer werden: Wenn Sie sorgfältig vorgegangen sind, haben Sie für Ihre Leiter ein gutes, sicheres Fundament gelegt. Ihre Leiter wird sicher stehen, und je höher Sie steigen, desto einfacher werden Ihnen die Aufgaben erscheinen, die Sie bereits erfolgreich bewältigt haben.

Spezielle Situationen

Wenn Sie an Agoraphobie leiden, sehen Sie sich gelegentlich auch mit Situationen konfrontiert, die in keine Situations-Hierarchie passen. Sie können sie zwar manchmal planen und sich entsprechend vorbereiten, aber oft werden Sie auch kurzfristig damit konfrontiert. Darunter fallen Hochzeiten, Beerdigungen, Familientreffen, Schulkonzerte und -feste Ihrer Kinder, Sportveranstaltungen, Präsentationen im Beruf und eine Vielzahl anderer Dinge.

Bei diesen Situationen haben Sie die Wahl: Entweder nehmen Sie daran teil, oder Sie lassen es. Natürlich wollen Sie gerne hingehen oder fühlen sich dazu verpflichtet. Manche Leute glauben zwar, daß Menschen mit einer Agoraphobie Dinge nicht tun, weil sie sie nicht tun wollen, Sie wissen aber, daß Agoraphobikerinnen nichts lieber tun würden, als an allen möglichen Veranstaltungen teilzunehmen, ohne weiter darüber nachdenken zu müssen. Leider stellt sich hier allzu häufig die Agoraphobie in den Weg.

Wenn Sie an Ihrer Agoraphobie arbeiten, werden Sie sicher die meisten Situationen bald mit Selbstvertrauen meistern. Bis dahin kann es aber noch eine Weile dauern, und auch dann wird es immer wieder einige wenige Situationen geben, die für Sie unangenehm sind. Einige dieser Situationen sind insbesondere deswegen schwierig, weil sie so emotional aufgeladen sind. Eine Hochzeit kann zum Beispiel Tränen in die Augen einer noch so handfesten Mutter treiben, Beerdigungen können sehr traurig sein, und wenn Ihre Kinder in einer Schulaufführung mitwirken, kann Sie das nervlich sehr belasten. Wie gehen Sie mit solchen speziellen Situationen um?

Es gibt hierfür keine allgemeinen Regeln, aber Sie haben eine ganze Reihe grundlegender Prinzipien gelernt, die Ihnen helfen werden. Es gibt keinen Grund, weshalb Sie diese Prinzipien nicht in jeder nur erdenklichen Situation anwenden könnten. Genausowenig gibt es einen Grund dafür, warum Sie einer Veranstaltung fernbleiben sollten, die Sie gerne besuchen möchten. Der erste Schritt besteht darin, daß Sie »Ja« sagen, wenn Sie eingeladen oder gefragt werden. Zögern Sie nicht, und überlegen Sie nicht hin und her, sagen Sie einfach »Ja«. Um die Details können Sie sich noch später kümmern. Wenn Sie erst einmal zugesagt haben, werden Sie alles daransetzen, daß es Ihnen gelingt, und das ist gleichzeitig ein Anreiz, die Übungen und Techniken, die Sie gelernt haben, anzuwenden.

Eine Sache ist noch hinzuzufügen. Sie wissen, daß Sie mit schwierigen Situationen klarkommen, und Sie wissen, daß die Situation, in die Sie sich begeben werden, schwierig sein wird. Aber eine solche spezielle Situation wird für jeden Menschen schwierig sein. Es liegt in der Natur der Sache, daß größere Familienfeste oder große öffentliche Veranstaltungen immer emotional geprägt und deshalb für niemanden leicht zu bewältigen sind. Alle, die daran teilnehmen, empfinden die Spannung, die in der Luft liegt, und andere fühlen sich vielleicht genauso wie Sie früher, wenn Sie die Straße entlanggegangen sind. Der Unterschied zwischen Ihnen und den anderen ist der, daß Sie mittlerweile daran gewöhnt sind, mit Ihren Gefühlen umzugehen, und die anderen vermutlich nicht. Sie wissen, wie Sie Ihre körperlichen Reaktionen kontrollieren können, eine Fähigkeit, über die die anderen wohl nicht verfügen.

Dennoch wäre es falsch, die Kontrolle hier überzubetonen. In einer Situation, die sehr emotional ist, sollten Sie sich ruhig gehenlassen und Ihre Gefühle zeigen. Sie müssen in der Lage sein, sich manchmal gehenzulassen, das ist eine weitere Fähigkeit, die Sie vielleicht lernen müssen. Auch diese Fähigkeit erfordert ständiges Üben.

Agoraphobie und junge Menschen

Jüngere Menschen sind in einer anderen Lage als ältere, weil sie in der Regel ein regeres soziales Leben haben und dies auch brauchen. Sie sind häufiger unterwegs, um Freunde und Freundinnen zu gewinnen und Beziehungen aufzubauen. Gerade deshalb kann die Agoraphobie für junge Menschen eine Katastrophe sein.

Junge Menschen sind auch im allgemeinen befangener als ältere und setzen sich mit geringerer Wahrscheinlichkeit Situationen aus, in denen Sie befürchten müssen, sich vor allen anderen lächerlich zu machen.

Es gibt keine speziellen Ratschläge oder besondere Techniken für junge Menschen. Auch junge Leute sollten zuversichtlich damit beginnen, die Übungen regelmäßig und konsequent alleine zu Hause durchzuführen. Die Tatsache, daß junge Menschen gewöhnlich gesellig sind, kann hier sowohl eine Hilfe als auch ein Hemmnis sein. Wenn Sie als junger Mensch das Glück haben, verständnisvolle Freunde und Freundinnen zu haben, die Sie unterstützen wollen, dann sollten Sie nicht zögern, dieses Angebot anzunehmen. Wie Sie sonst noch Rat und Hilfe bekommen können, wird uns im letzten Kapitel näher beschäftigen.

Die wichtigsten Punkte

- Stellen Sie sich darauf ein, Ihren Horizont und Ihren Aktionsradius zu erweitern.
- Setzen Sie sich neue Ziele.
- Grundlegende Aufgaben werden einfacher, wenn Sie weiterkommen.
- Stellen Sie sicher, daß Sie nicht noch andere Probleme haben.
- Erstellen Sie sich einen Plan für spezielle Ereignisse und Veranstaltungen.
- Junge Menschen sollten genau wie ältere an Ihren Problemen arbeiten, denn sie ziehen hieraus den größten Nutzen.

10.
Heilung ist möglich

Zu Beginn des Buches habe ich behauptet, daß sich hinter der Agoraphobie eine simple Logik verbirgt und daß sie mit dementsprechend unkomplizierten Mitteln überwunden werden kann. Aber ich habe nie gesagt, daß es ein leichter Weg sein würde. Die Methoden, die sich bewährt haben, um mit der Agoraphobie fertig zu werden, sind effektiv und gleichzeitig nicht allzu schwer zu erlernen, aber sie dann tatsächlich anzuwenden, erfordert Willenskraft und harte Arbeit. Dies bedeutet, daß Sie nicht nur einen Anfang machen müssen, sondern konsequent dabei bleiben müssen, bis Sie Ihr Ziel erreicht haben. Außerdem werden Sie auch als ehemalige Agoraphobiker in einigen Situationen, insbesondere in öffentlichen, immer ein wenig aufpassen müssen.

Sie brauchen sich aber keine Sorgen zu machen, daß die Agoraphobie wieder zurückkommt. Die Phobie wird ein Gespenst der Vergangenheit bleiben, etwas, was Sie erfolgreich besiegt haben und mit dem Sie immer zurechtkommen werden. Die Tatsache, daß Sie dieses Problem überwunden haben, wird Ihnen neues Selbstvertrauen geben, und Sie sollten keine Gelegenheit verpassen, um aus diesem Selbstvertrauen einen Gewinn zu ziehen. Dafür lohnt es sich zu arbeiten – für nicht mehr und nicht weniger als die Möglichkeit, ein neues Leben zu beginnen. Warum sollte es also schwierig für Sie sein, sich selbst zu motivieren?

Aber genau hier liegt das Problem – in der Motivation. Sie müssen die Übungen machen, diszipliniert und regelmäßig, und das ist ziemlich mühsam. Es ist für Sie eine große Hilfe, wenn Sie zusätzlich motiviert werden. Dies kann durch eine professionelle Person geschehen oder durch jemanden, der oder die Ihnen nahesteht. Darauf komme ich weiter unten zu sprechen. Zunächst möchte ich Ihnen aber noch eine andere Möglichkeit aufzeigen, sich selbst zu motivieren.

Positives Denken

Das letzte, was eine an Agoraphobie leidende Person gerne zu hören bekommt, ist, daß sie sich zusammenreißen soll. Es mag immer noch Menschen geben, die so verständnislos sind, daß Sie Ihnen raten, sich nicht so hängenzulassen, dann würde sich das Problem schon von selbst erledigen. Sie werden wissen, daß sich das Problem nicht so einfach erledigen läßt, so gerne Sie es auch wollten. Und außerdem haben Sie bereits alles Mögliche versucht. Weder können Sie Ihre Einstellungen so einfach ändern, noch sind Sie in der Lage, Ihre körperlichen Reaktionen zu beeinflussen und das Adrenalin einfach verschwinden zu lassen. Was bedeutet dann also positives Denken?

Ich habe diesen Aspekt absichtlich bis zum Ende des Buches aufgeschoben, weil ich nicht den Eindruck erwecken wollte, daß Sie Ihre Einstellungen allein durch Willenskraft ändern könnten. Trotzdem spielt der Wille eine entscheidende Rolle. Agoraphobiker neigen dazu, zaghaft zu sein, und sie haben eine stärker ausgeprägte allgemeine Ängstlichkeit als andere. Das heißt auch, daß sie eher negativ denken. Sie tendieren dazu, ein zur Hälfte gefülltes Glas eher als halbleer statt als halbvoll zu sehen. Gleichzeitig haben sie mit größerer Wahrscheinlichkeit Gründe auf Lager, warum etwas nicht getan werden kann, als Gründe dafür, warum es doch getan werden kann.

Diese Denkprozesse und Einstellungen sind sehr subtil, und möglicherweise neigen Sie dazu, negativ zu denken, ohne sich dessen bewußt zu sein. Wenn Sie Ihr Denken ändern könnten, wäre das mit Sicherheit in schwierigen Situationen hilfreich für Sie, und es würde Ihnen auch die Übungen und Aufgaben in diesem Buch deutlich erleichtern. Natürlich funktioniert das auch andersherum: Wenn Sie die Übungen aus diesem Buch praktizieren und anwenden, werden Sie positiver denken, und auch hier verläuft die Entwicklung spiralförmig nach oben. Wenn Sie sich jetzt fragen, ob Sie mit Ihrem Problem schneller fertig werden, wenn Sie sich daran gewöhnen, positiv zu denken, antworte ich Ihnen mit einem klaren Ja. Aber wie bewerkstelligen Sie das?

Das positive Tagebuch

Mir ist es fast peinlich, schon wieder über Tagebücher zu sprechen, weil wir schon so oft damit zu tun hatten. Aber trotzdem möchte ich ein letztes Mal ein Tagebuch erwähnen, das Ihnen nützlich sein kann. Der springende Punkt bei Tagebüchern ist der, daß sie Ihnen etwas bewußtmachen, was Sie bisher für selbstverständlich gehalten haben. In diesem Fall geht es um Ihre Einstellungen. Sie sollten in einigen wenigen Worten nicht nur festhalten, was Sie tun, sondern auch, wie Sie darüber denken. Wenn Sie einen Rechenschaftsbericht über die letzte Woche ablegen, werden Sie sich möglicherweise bei vielen negativen Aussagen ertappen – »Was ist, wenn...«, »Ich kann nicht..., weil ich vielleicht...«, »Ich denke nicht, daß ich das kann...«, und so weiter.

Sie sollten versuchen, eine Liste all Ihrer negativen Aussagen aufzustellen, und daneben schreiben Sie dann eine Liste der positiven Alternativen. Prägen Sie sich die positive Ausdrucksweise gut ein, denn der nächste Schritt besteht darin, daß Sie Ihren Wochenbericht noch einmal aufschreiben, aber diesmal unter ausschließlicher Verwendung positiver Formulierungen. Negatives Denken ist eine Angewohnheit, und wie alle Angewohnheiten kann auch diese wieder verlernt werden. Mit einiger Übung werden Sie merken, wann Sie wieder einen negativen Gedanken hatten, und sich sagen können: »So, das Ganze noch einmal, aber diesmal positiv!«

Es könnte für Sie eine große Hilfe sein, wenn Sie sich notieren, welche Zukunftspläne Sie haben, vielleicht zunächst nur auf die nächste Woche bezogen, später auch für einen längeren Zeitraum. Machen Sie einen kleinen Aufsatz daraus, aber lassen Sie nur positive Formulierungen zu. Schreiben Sie, was Sie tun werden, nicht was Sie gerne tun würden. Wenn Sie zum Beispiel vorhaben, mit Freunden durch Geschäfte zu bummeln, könnte das etwa wie folgt aussehen:

Ich werde früh aufstehen und die anderen auf dem Bahnhof treffen. Wir werden den Zug um halb neun nehmen und die ersten eineinhalb Stunden die Geschäfte in der Fußgängerpassage anschauen. Ich will zu Karstadt gehen, aber die anderen haben dazu keine Lust, also nehme ich alleine den Bus und werde mich mit ihnen zum Mittagessen bei McDonald's treffen. Nach dem Essen gehen wir ins Kino...

Sie können Ihr Denken nicht über Nacht ändern, aber wenn Sie positive Sätze verwenden, werden Sie beginnen, auch positive Ideen zu entwickeln, weil Sie nun dafür eine Sprache haben. Positive Ideen führen wiederum zu positiven Handlungen und Einstellungen, und dadurch werden Sie möglicherweise entschiedener und durchsetzungsfähiger. Sie müssen diese positiven Gedanken zur Gewohnheit werden lassen und sich einfach nicht mehr gestatten, negativ zu denken. Ein anderer Vorteil ist der, daß eine positive Sprechweise entschiedener *klingt,* und dementsprechend wird mit Ihnen auch umgegangen. Dies erleichtert Ihnen wiederum Ihr alltägliches Tun, ohne daß Sie sich besonders anstrengen müßten.

Wo können Sie sich Unterstützung holen?

Agoraphobie ist ein Zustand, der Sie isolieren kann. Sie sind vielleicht von Natur aus kein geselliger Mensch, aber Sie brauchen die Gesellschaft, die Unterstützung und Hilfe anderer Menschen ebenso, wie andere Menschen Ihre Unterstützung brauchen. Sie können nicht isoliert leben, und jetzt, da Sie Ihre Agoraphobie immer mehr unter Kontrolle haben, besteht auch kein Anlaß mehr dazu. Wenn Sie verheiratet sind oder eine enge Beziehung haben, ist es einfach für Sie, sich bei Ihrem Weg zurück in ein normales Leben helfen zu lassen. Was aber, wenn Sie niemanden haben, mit dem oder der Sie reden können?

Freunde und Freundinnen

Wenn Sie gute Freunde und Freundinnen haben, werden Sie möglicherweise feststellen, daß diese eine große Hilfe sein können. Wenn die Agoraphobie bei Ihnen in Gesprächssituationen auftritt – beispielsweise, wenn Sie etwas Schwieriges erklären wollen –, sind Sie vielleicht in der Lage, das vor einem Freund oder einer Freundin einzugestehen. Wägen Sie aber sorgfältig ab, wen Sie in Ihr Vertrauen ziehen. Nicht jeder und jede versteht, was es bedeutet, unter Agoraphobie zu leiden. Manche Leute sind mißtrauisch, sobald es sich um psychische Probleme handelt, vielleicht, weil sie sich dadurch bedroht fühlen, vielleicht, weil sie selbst anfällig dafür sind. Die meisten allerdings wissen einfach nicht, wie sie reagieren sollen. Wenn Sie sich also jemandem öffnen, egal wie nah Ihnen diese Person auch stehen mag, kann die Reaktion anders ausfallen, als Sie erwartet oder gehofft hatten.

Wenn Sie sich von einem Freund oder einer Freundin helfen lassen wollen, erbitten Sie sich ganz konkrete Unterstützung. Bitten Sie Ihre FreundInnen, mit Ihnen tanzen zu gehen oder Sie in schwierigen Situationen einfach nur zu begleiten. Sagen Sie Ihren Freunden bzw. Freundinnen deutlich, was genau Sie von ihnen erwarten, sonst könnte es sein, daß sie überhaupt nicht wissen, wie sie Ihnen helfen können.

Professionelle Hilfe

Die erste Anlaufstelle für professionelle Unterstützung ist zunächst Ihr Hausarzt oder Ihre Hausärztin. Ein Arzt oder eine Ärztin, dem bzw. der Sie vertrauen können, kann Ihnen möglicherweise so gut helfen, daß Sie niemanden sonst zu Rate ziehen müssen.

Ärzte und Ärztinnen neigen dazu, mit Medikamenten zu behandeln, und manchmal kann das auch durchaus angebracht sein. Wenn das Auftreten der Symptome das Hauptproblem ist, können Ihnen Medikamente unter Umständen Erleichterung verschaffen. So können zum Beispiel Durchfall oder Übelkeit medikamentös behandelt werden, und ein Präparat aus der Gruppe der sogenannten Betablocker kann bei Symptomen der Versagensangst helfen, wie z.B. dem Herzklopfen. Personen, die in Leistungssituationen ruhig bleiben müssen, wie Musikerinnen, nehmen diese Medikamente gelegentlich ein.

Eine andere Art von Medikamenten, die Benzodiazepine, früher auch Tranquilizer genannt, wurden bis vor einiger Zeit häufig bei psychischen Problemen verschrieben. Heute sind viele hier zurückhaltender, weil doch ein Abhängigkeitsrisiko besteht. Viele Ärzte und Ärztinnen verschreiben sie überhaupt nicht mehr, obwohl sie für kurzzeitige Anwendungen durchaus geeignet sein können und bei bestimmten Störungen nach wie vor eingesetzt werden.

Natürlich sind Medikamente nicht die Lösung für ein Problem wie Agoraphobie, und ein guter Arzt und eine gute Ärztin wird hier auch hauptsächlich mit Gesprächen versuchen, Ihnen zu helfen. Möglicherweise wird er oder sie Ihnen auch empfehlen, sich in die Hände von Experten und Expertinnen zu begeben, die über eine spezielle Ausbildung zur Behandlung von Problemen wie der Agoraphobie verfügen.

An erster Stelle sind hier die klinischen PsychologInnen zu nennen, die ein Psychologie-Studium an der Universität absolviert haben. Sie wenden verschiedene Techniken und Methoden an, und für Sie kommt am ehesten ein Psychologe oder eine Psychologin mit verhaltenstherapeutischer Ausrichtung in Frage.

Die Verhaltenstherapie arbeitet mit ganz ähnlichen Übungen, wie ich sie in diesem Buch dargestellt habe, und eignet sich bei der Überwindung Ihrer Agoraphobie somit am besten.

Psychologen bieten auch Gruppentherapien an, wo Personen mit ähnlichen Problemen zusammenkommen und in geschützter Atmosphäre über ihre Schwierigkeiten sprechen können. Darüber hinaus können solche Gruppen, wenn sie gut geleitet werden, einen Zusammenhalt entwickeln und so für die Mitglieder eine wertvolle Unterstützung und Motivationshilfe darstellen. Durch die Gruppe können die einzelnen eine große Stärke entwickeln, die sie alleine niemals aufbrächten. Dann gibt es noch andere Verfahren, die Ihnen helfen können, beispielsweise das Selbstsicherheitstraining. Für alle diese Verfahren brauchen Sie die Zusammenarbeit mit anderen und professionelle Unterstützung.

Andere Möglichkeiten der Hilfe bieten Ihnen öffentliche Einrichtungen wie Kirchen, Volkshochschulen, Erwachsenenbildungsstätten oder Wohlfahrtsverbände und Selbsthilfegruppen. Möglicherweise kann Ihnen Ihr Arzt oder Ihre Ärztin hier Tips geben, oder Sie finden in der Stadtbücherei oder in lokalen Anzeigenblättern Aushänge bzw. Anzeigen. Solche Gruppen werden in der Regel von Personen geleitet, die Ihr Problem verstehen und praktische Hilfe anbieten. In den Selbsthilfegruppen tun sich Menschen mit ähnlichen Problemen zusammen und unterstützen sich gegenseitig. Für Sie sind wahrscheinlich Einzelgespräche am sinnvollsten, aber Sie sollten sich auch andere Möglichkeiten offenhalten. Vielleicht widerstrebt Ihnen die Vorstellung einer Gruppe, trotzdem kann es ab einem gewissen Stadium auch für Sie sinnvoll sein, sich Unterstützung durch eine Gruppe zu holen.

Andere Möglichkeiten

In den Zeitungen finden sich häufig Anzeigen von Leuten, die Hilfe bei psychischen Problemen versprechen. Manche sind sicherlich erfahren und gut ausgebildet, andere haben hingegen wenig Erfahrung oder sind Autodidakten. Alternative Verfahren wie Akupunktur, Chiropraxis, Aromatherapie und Hypnotherapie können in bestimmten Fällen sinnvoll sein, aber Sie sollten hier sorgfältig abwägen. Zur Behandlung von Agoraphobie sind sie meiner Erfahrung nach wenig geeignet. Sie können sich, wenn Sie unsicher sind, ruhig nach der Ausbildung des betreffenden Therapeuten oder der Therapeutin erkundigen. Außerdem haben Psychologinnen und Heilpraktiker eigene Berufsverbände, die die Ausbildung und Zulassung Ihrer Mitglieder kontrollieren. Auch dort können Sie nachfragen und sicherstellen, daß Sie sich in eine seriöse und abgesicherte Behandlung begeben.

Wie geht es weiter?

Wir sind nun fast am Ende des Buches angelangt. Ich hoffe, daß Sie nun zuversichtlich in die Zukunft schauen können und ein Licht am Ende des Tunnels sehen. Ich habe versucht, Ihnen eine Methode nahezubringen, mit Hilfe derer Sie Ihr Problem verstehen und bewältigen können, und Sie sollten fortfahren, an sich zu arbeiten. Sie müssen Ihre eigenen Ideen und Ihren Willen einbringen, um Ihre Agoraphobie vollständig zu überwinden. Genauso wichtig wie die Übungen ist dabei die Zuversicht, daß es weitergeht und daß Sie wissen werden, welche Richtung Sie einschlagen müssen.

Wenn Sie unter Agoraphobie leiden, dann kennen Sie Einsamkeit, Frustration und das Gefühl der Leere aus leidvoller Erfahrung. Vielleicht sind Sie sich aber nicht völlig im klaren darüber, wie sehr Sie dadurch gebremst werden. Sie müssen herausfinden, wie sehr und wo Sie durch Ihre Agoraphobie eingeschränkt werden. Dann können Sie versuchen, Ihr Problem in kleine Schritte zu zerlegen und einen Schritt nach dem anderen zu bewältigen, als ob Sie aus einem dunklen Keller eine Treppe hinauf ins Helle gingen. Dabei ist es wichtig, daß Sie keine Stufe auslassen.

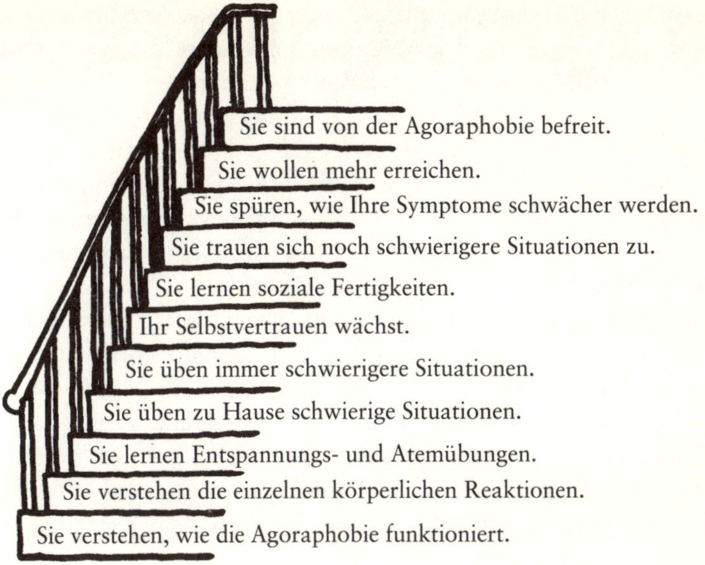

Jetzt kommen Sie richtig in Fahrt

Nichts ist motivierender, als erfolgreich zu sein, und dazu brauchen Sie mein Versprechen nicht, daß die Ideen und Übungen in diesem Buch funktionieren. Sie sollten sich auch gar nicht auf mein Versprechen verlassen, sondern Sie sollten es sich selbst beweisen. Die einzige Möglichkeit, Ihr Selbstvertrauen zu stärken, besteht darin, daß Sie selbst den Mut aufbringen, dorthin zu gehen, wo Sie schon immer hingehen wollten. Dort werden Sie dann selbst herausfinden, daß Sie solche Situationen nicht nur überstehen, sondern auch ganz unbeschwert genießen können. Nichts von dem, was Sie befürchtet haben, tritt ein, wenn Sie Ihre Hausaufgaben gemacht haben und gut vorbereitet sind. Wenn Sie sich und Ihrem autonomen Nervensystem das einmal bewiesen haben, wird sich Ihre Angst vor den Symptomen in Luft auflösen.

Wenn diese Furcht erst einmal verschwunden ist und Sie die ersten Erfolge verbuchen können, wird auch Ihr Selbstvertrauen wachsen. Dann sind Sie im richtigen Fahrwasser, und Ihre Bemühungen, die Agoraphobie zu überwinden, kommen von selbst ins Rollen, ganz wie ein Schneeball, der als kleine Kugel einen Abhang hinunterrollt und dabei immer größer wird, bis er sich zu einer unaufhaltbaren Lawine entwickelt. Ihre eigene Lawine kommt vielleicht zunächst nur schwer in Schwung und wird das eine oder andere Mal ein wenig hängenbleiben, aber Sie werden sehen, daß Ihre Anstrengungen schließlich erfolgreich sein werden.

Wenn Sie bis jetzt noch nicht damit angefangen haben, dann sollten Sie es jetzt tun. Wenn Sie schon die ersten Schritte unternommen haben, dann lassen Sie nicht locker, machen Sie weiter, auch wenn es nur langsam voranzugehen scheint. Denken Sie daran: Alles ist möglich, und viele Menschen, die in einer ganz ähnlichen Lage waren wie Sie, haben Ihre Agoraphobie überwunden und zu einem reichen und erfüllten Leben gefunden. Das schaffen auch Sie.

Dafür möchte ich Ihnen das Beste wünschen.

Die wichtigsten Punkte

- Lernen Sie positives Denken.
- Suchen Sie sich sorgfältig aus, von wem Sie sich helfen lassen.
- Es gibt die Möglichkeit professioneller Unterstützung.
- Arbeiten Sie konsequent und diszipliniert an Ihrem Problem.
- Die Agoraphobie kann überwunden werden, und Sie schaffen es.

Nachwort

Was manche Betroffene, die in diesem Buch zu Wort kommen, beschreiben, habe ich genau so erlebt. Ich war erst genauso schockiert, dann genauso deprimiert, verzweifelt und schließlich von der Angst gelähmt.

Vor zwei Jahren war meine Agoraphobie auf dem Höhepunkt angelangt. Ich konnte nicht mehr aus dem Haus gehen, ohne von entsetzlichen Schwindelanfällen, Sehstörungen und Herzstichen gequält zu werden. Angstattacken überfielen mich in der U-Bahn, beim Schlangestehen im Laden, auf dem Weg zum Arzt, überall. Wochenlang schlief ich nur bei Licht, hatte Angst vor einem Feuerausbruch, vor Einbrechern, prüfte in fremden Gebäuden zuerst den Fluchtweg. Ich mied, was irgend zu vermeiden war, blieb gefangen in meiner Rettungsinsel Wohnung, die ich nur verließ, um mich zur Arbeit zu schleppen. Aber auch im Büro mußte ich unzählige Schwindel- und Angstanfälle ertragen. Gut lief nur eines: das Verstecken meiner Probleme. Niemand wußte davon. Vor mir war das Nichts: Aussichtslosigkeit bis ans Ende meiner Tage.

Heute kann ich wieder alles machen, alles. Mein Leben ist nicht mehr eingeengt: Ich gehe einkaufen, besuche Kinos und Parties, treffe Freunde, spaziere im Park. Das heißt zwar nicht, daß ich völlig gefeit bin vor Rückfällen! Immer wieder mal tauchen die unguten Gefühle und unangenehmen Körpersymptome auf – aber sie machen mir keine Angst mehr! Wo immer sie auftauchen, halte ich sie aus, lasse mich durch sie von nichts abhalten. Ich habe Handwerkszeug parat, um über die kleinen Anfälle hinwegzukommen (meine Werkzeuge sind etwa die, die K. Hambly in diesem Buch beschreibt). Die Symptome sind ein – eher seltener – Teil meines Lebens geworden. Kaum sind sie vorbei, habe ich sie auch schon fast wieder vergessen. Fast – denn ich begreife sie als helfenden Hinweis, um mir selbstkritisch die Frage zu stellen: Was belastet mich wohl gerade wieder? Wo überlaste ich mich gerade?

Wie es zu meiner »Heilung« kam? Nun, mein Rettungsanker war eine Angst-Selbsthilfe-Initiative: MASH in München (für die ich mittlerweile als Ex-Betroffene ehrenamtlich arbeite). Ich fand einen Gruppenplatz, jeden Dienstag zwei Stunden.

Was für eine Befreiung schon beim ersten Treffen! Ich begegnete dort Menschen, die die gleichen Probleme hatten! Sie verstanden genau, wovon ich redete, trösteten mich, ermutigten mich. Ich war plötzlich nicht mehr allein mit meinem Elend. Es ging mir schnell besser. Durch MASH erfuhr ich alles über meine Krankheit und lernte allmählich, mit ihr umzugehen. Etwas später begann ich zusätzlich eine Psychotherapie.

Agoraphobie – diese Angst vor der Außenwelt – ist keineswegs ein seltenes Exoten-Phänomen, darunter leiden nicht nur ein paar »komische Vögel«. Experten schätzen, daß in Deutschland rund 4 Millionen Menschen akut von dieser Angstform in ihrem Leben beeinträchtigt sind. Als »Massenkrankheit« findet die Agoraphobie aber hierzulande – anders als in den USA – noch wenig öffentliche Beachtung. Die meisten Leute betrachten sie (wenn sie sie überhaupt kennen) nicht als Erkrankung, die man behandeln und meist heilen kann. Vielmehr haben Agoraphobiker das Image von Verrückten mit einem hoffnungslosen Psycho-Tick.

Deshalb – und das erfahren wir bei der Angst-Selbsthilfegruppe MASH leider täglich – verstecken die meisten Agoraphobie-Betroffenen ihre Probleme lange Zeit. Sie quälen sich ohne genaues Wissen über ihre Störung, ohne professionelle Hilfe, ohne Möglichkeiten, sich selbst aus dem Teufelskreis von Angst und Vermeidung zu befreien – sie sind ohne Hoffnung.

Aber es gibt Hilfe. Neben professionellen Helfern (Therapeuten, Kliniken, Angst-Ambulanzen) und guten Selbsthilfe-Ratgebern wie dem vorliegenden Buch, bieten die genannten Angst-Selbsthilfegruppen einen Weg aus dem Dilemma. In Deutschland gibt es inzwischen etwa 150 Gruppen und Initiativen, in denen sich Angstbetroffene zur Selbsthilfe zusammengeschlossen haben. Viele davon entstanden nach dem Vorbild und mit der Hilfe der Münchner Angst-Selbsthilfe e.V. (MASH), die inzwischen über sechs Jahre Erfahrung gesammelt hat.

Angst-Selbsthilfegruppen sind oft sogar die erste wirklich nützliche Anlaufstelle für Agoraphobiker, denn vielen konnte kein Arzt helfen (weil er die Störung nicht erkannt hat), oder sie wurden jahrelang falsch behandelt (nur mit Medikamenten z. B.). Nicht wenige sind so im Gesundheitssystem hilflos versackt. Zunehmende Isolation, familiäre Konflikte und berufliche Schwierigkeiten haben die meisten in eine Abwärtsspirale geführt. Nicht selten stehen am Ende Arbeitslosigkeit, Alkohol- und Medikamentenabhängigkeit und Selbstmordversuche.

Einsamkeit und Rückzug zu durchbrechen, ist deshalb vorderstes Ziel der SHGs. Hier treffen sich Leidensgenossen und merken, daß sie nicht alleine und nicht verrückt sind. Die SHG hilft den Menschen zu erkennen, woran sie genau leiden – was ja viele nicht wissen – und klärt sie fachlich-sachlich auf. Welche Angstformen gibt es? Wie laufen sie ab, was erhält sie aufrecht? Welche Therapien sind hilfreich? Welche Therapeuten und Kliniken sind gut? Welche Bücher zum Thema kann man empfehlen usw. SHGs nach dem MASH-Modell vermitteln Wege, mit der Angst umzugehen. Außerdem üben die Teilnehmer aktiv Eigenverantwortung, gewinnen ihr Selbstwertgefühl zurück und knüpfen wieder soziale Kontakte. Das macht viele Betroffene überhaupt erst fähig, ihr Problem selbst oder mit Hilfe einer Therapie anzupacken.

Die Gesprächsgruppen funktionieren im Idealfall nach ein paar Regeln, die Struktur in die Runde bringen und jedem Teilnehmer ermöglichen, zu Wort zu kommen, bei jedem Treffen Druck loszuwerden, Gefühle zu äußern. Wer redet, erhält Feedback: So lernen die Teilnehmer allmählich, mit den eigenen Gefühlen und den Reaktionen der anderen umzugehen. Vor allem erfahren sie, daß hier niemand verletzt und jeder geachtet wird.

Angst-Selbsthilfegruppen können und wollen professionelle Therapien nicht ersetzen; sie verstehen sich nicht als Konkurrenz zu Therapeuten und Kliniken, sondern als sinnvolle Ergänzung. Sie bieten, was das Gesundheitssystem kaum leisten kann: das Gefühl des Verstandenwerdens, das Eingebundensein in eine Gruppe von Betroffenen über eine längere Zeit hinweg.

Allein bei MASH haben in über sechs Jahren Hunderte Teilnehmer den Teufelskreis der Angst durchbrochen und einen Weg zurück ins normale Leben gefunden. So wie ich.

Deshalb kann ich aus eigener Erfahrung jedem Agoraphobiker (und allen, die unter anderen Angstformen leiden) nur empfehlen, sich einer Selbsthilfegruppe anzuschließen; auch während oder nach einer Therapie, oder wenn mit Hilfe dieses Buches die ersten Schritte aus der Agoraphobie geschafft sind. Denn die Gruppe stützt und stärkt – auch gegen Rückfälle – und festigt die Erfolge.

Sollte es keine Selbsthilfegruppe in Ihrer Nähe geben, warum nicht eine eigene gründen! Wie man das am besten anstellt und wie man andere Betroffene findet, darüber gibt z. B. DASH Auskunft sowie die neue Zeitschrift für Angstbetroffene *«Keine ANGST!«*, deren Adressen im Anhang stehen. Nur Mut!

Auch Sie können Ihre Agoraphobie überwinden. Packen Sie‘s an.

Viel Erfolg!

Judith Fontaine von MASH, München

Adressen

Selbsthilfe

Agoraphobie e.V.
Albrecht-Achilles-Str. 65
10709 Berlin
Tel.: 030 / 8 91 60 85

Deutsche Angststörungen Hilfe und
Selbsthilfe (DASH)
Bayerstr. 77a
80335 München
(Dachorganisation zur Unterstützung und Bündelung der Aktivitäten aller deutschen Angst-Selbsthilfegruppen. Ein Projekt der Münchner Angst-Selbsthilfe e.V.-MASH)

Münchner Angst-Selbsthilfe e.V. (MASH)
Bayerstr. 77a Rgb.
80355 München
Tel.: 089 / 5 43 80 80

Selbsthilfe-Initiative für Menschen mit Angst-
und Panikgefühlen (PAN)
Postfach 4112
50231 Trier
Tel.: 0651 / 5 38 82

Adressen des Christoph-Dornier-Centrum und der Christoph-Dornier-Stiftung

Christoph-Dornier-Centrum
für Klinische Psychologie
Tibusstr. 7-11
48143 Münster
Tel.: 0251 / 48 10 0
Fax: 0251 / 48 10 105

Christoph-Dornier-Stiftung
für Klinische Psychologie
Sitz: Philipps-Universität Marburg/Lahn
Institute an den Universitäten Braunschweig, Dresden,
Marburg und in Münster
Postanschrift: Tibusstr. 7-11
48143 Münster
Tel.: 0251 / 48 10 400
Fax: 0251 / 48 10 410

Adressen verhaltenstherapeutisch arbeitender Fachkliniken

Psychosomatische Fachklinik
24576 Bad Bramstedt

Psychosomatische Fachklinik
Bombergallee 10
31812 Bad Pyrmont

Fachklinik Hochsauerland
Zu den drei Buchen 2
57392 Fredeburg/Schmallenberg

Klinik am Hainberg
Abt. für Verhaltenstherapie
Ludwig-Braun-Str. 32
36251 Bad Hersfeld

Psychosomatische Fachklinik
St. Franziska-Stift
Franzisca-Puricelli-Str. 3
55543 Bad Kreuznach

Klinik Berus
Orannastr. 55
66802 Überherrn-Berus

Psychosomatische Fachklinik
Münchwies
Turmstr. 50-58
66540 Neunkirchen/Saar

Psychosomatische Fachklinik
Kurbrunnenstr. 12
67098 Bad Dürkheim

Baar Klinik
Alte Wolterdingerstr. 68
78166 Donaueschingen

Luisenklinik
Luisenstr. 56
78073 Bad Dürrheim

Klinik Roseneck
Am Roseneck 6
83209 Prien/Chiemsee

Fachklinik Furth im Wald
Eichertweg 37
93437 Furth am Wald/Oberpfalz

Psychosomatische Klinik
Schützenstr. 16
86949 Windach/Ammersee

Fachklinik Landgraf Friedrich
Landgrafenplatz 1
61381 Friedrichsdorf/Ts.

Adressen niedergelassener Verhaltenstherapeuten erhalten Sie bei

Krankenkassen

Vereinigung der Kassentherapeuten
Cranger Str. 129
45891 Gelsenkirchen

Weitere Adressen und Anlaufstellen

Beratungsstellen des Diakonischen Werks und des Caritasverbandes

PIP (Psychotherapie-Informations-Dienst)
Wirtschaftsdienst des BDP (Berufsverband Deutscher Psychologen)
Heilsbachstr. 22
53123 Bonn
Tel.: 0228 / 74 66 99
(PIP vermittelt Adressen qualifizierter Dipl.-Psychologen und Dipl. Psychologinnen in Baden-Württemberg, Nordrhein-Westfalen und Hessen an ratsuchende Patienten und Patientinnen)

Zeitschrift speziell für Angstbetroffene

Keine Angst!
DASH (Hg.)
Redaktion Judith Fontaine und Gerhard Schick
Bayerstr. 77a
80335 München
Tel.: 089 / 5 43 85 33
Fax: 089 / 5 43 85 93

campus concret

Sylvia Englert

Ein Schuljahr im Ausland

Alles, was Jugendliche und Eltern wissen müssen

Band 4. 1996. 264 Seiten.

Ein Schuljahr im Ausland: Zu diesem Abenteuer brechen jedes Jahr über 15 000 Jugendliche in alle Welt auf. Sylvia Englert gibt umfassende Orientierung. Jugendliche und Eltern finden hier erstmalig alle notwendigen Informationen in einem Buch: einen Überblick über die 50 wichtigsten Austauschorganisationen, Tips für eine erfolgreiche Bewerbung und Informationen zu Schulsystemen und kulturellen Besonderheiten in den einzelnen Ländern. Auch zum Umgang mit möglichen Schwierigkeiten während des Auslandsaufenthaltes bzw. im Anschluß daran bietet das Buch nützliche Hinweise.

Ein fundierter Ratgeber für Eltern und Lehrer und nicht zuletzt ein unentbehrlicher Begleiter für alle AustauschschülerInnen.

Campus Verlag · Frankfurt/New York